D. Osterhagen ♦ Helga Schuler

Shivawasser und Aquantin

Wässer des Lebens

Bibliografische Information der Deutschen Nationalbibliothek
Die Deutsche Nationalbibliothek verzeichnet diese Publikation in der Deutschen Nationalbibliografie; detaillierte bibliografische Daten sind im Internet über http://dnb.d-nb.de abrufbar.

Herstellung:
PublikationsService ® – Produktion & Verlag
Armin Zupan, München
www.publikations-service.de
Dieses Buch wurde auf chlor- und säurefreiem
Papier gedruckt
Printed in EU
2015

ISBN 978-3-936904-85-7

Vorbemerkung des Verlags und der Autorinnen

Dieses Buch dient der Information über Methoden der Gesundheitsvorsorge und Selbsthilfe. Wer sie anwendet tut dies in eigener Verantwortung. Die Aussagen in diesem Buch wurden von den Autorinnen sorgfältig recherchiert und erprobt. Sie ersetzen aber keinesfalls eine ärztliche Diagnose mit therapeutischer Beratung. Autorinnen und Verlag beabsichtigen nicht, Diagnosen zu stellen oder Therapieempfehlungen zu geben. Ernsthafte gesundheitliche Beschwerden erfordern professionelle medizinische Beratung und Behandlung. Autorinnen und Verlag übernehmen keine Verantwortung für eventuelle Probleme, die aus einer unprofessionellen Selbstbehandlung entstehen können.

Haftungshinweis

Trotz sorgfältiger inhaltlicher Kontrolle, sind wir nicht verantwortlich für den Inhalt externer Internetseiten und Downloads externer Anbieter! Mit Urteil vom 12. Mai 1998 - 312 O 85 798 - "Haftung für Links" hat das Landgericht (LG) Hamburg entschieden, dass bei Anbringung eines Links eine Mitverantwortung für die Inhalte der gelinkten Seite bestehen kann. Diese kann - laut LG - nur durch ausdrückliche Distanzierung von den Inhalten derselben verhindert werden. Trotz sorgfältigster inhaltlicher Kontrolle übernehmen wir keine Haftung für die Inhalte externer Links. Für den Inhalt der verlinkten Seiten sind ausschließlich deren Betreiber verantwortlich. Hiermit distanzieren wir uns ausdrücklich von allen Inhalten und Grafiken aller gelinkten Seiten und machen uns diese nicht zu Eigen. Diese Erklärung gilt für alle in diesem Buch mitgeteilten Links / Verweise auf Websites.

Inhaltsverzeichnis

Kapitel I
Motive zum Buch

Urin im Trend

Bücher über Harntherapie füllen Wände und spätestens die bemerkenswerte Rechercheleistung von Martha M. Christy[1] belegt, dass Urin nicht nur in seiner Zusammensetzung sondern auch in seinen Heilwirkungen eine der am gründlichsten erforschten Körperflüssigkeiten ist. Warum also erneut darüber schreiben?

Ein erster Grund, die Publikationen über Harntherapie nicht abreißen zu lassen, ja noch zu intensivieren, erwächst aus einem Blick nach vorn:

Seit Beginn der Industrialisierung, etwa um die Wende vom 18. zum 19. Jahrhundert, haben wir zunächst Schritt für Schritt und dann in rasendem Tempo die Verantwortung für wesentliche Belange unseres Körpers auf Dritte übertragen, angefangen von der Ernährung und keineswegs bei der medizinischen Alltagsfürsorge endend. Noch in den ersten Jahrzehnten des eben beendeten Jahrhunderts wurden hauswirtschaftliche Fächer und Grundkenntnisse in erster Hilfe und Hausmedizin in jedem Schulzweig unterrichtet und in den weiterführenden Schulen, z.B. im sog. Frauenoberschul-Zweig der Gymnasien, vertieft. Es gab keine der bei Kindern allfälligen Erkrankungen, bei der die Mütter sich nicht in der Regel selbst zu helfen wussten. Inzwischen haben wir auf allen Lebensgebieten so viel Einfluss abge-

---

[1] Selbstheilung mit Urin

geben, dass wir Sorge tragen müssen, nicht irreversibel manipulierbar zu werden, denn die Hände, in die wir die Verantwortung gelegt haben, erweisen sich immer häufiger als unzuverlässig. Warum sollte auch ein Dritter sorgfältiger auf unser Wohl bedacht sein, als wir selbst?

Im Nahrungsmittelbereich sind wir schon seit längerem zu der Erkenntnis gekommen, dass wir zumindest einen Teil der Verantwortung zurückgewinnen müssen. Die gleiche Entwicklung muss auf medizinischem Gebiet vorangetrieben werden; gottlob hat auch hier die Rückbesinnung auf die primäre Eigenverantwortung für unser körperliches und seelisches Wohlergehen seit geraumer Zeit Fahrt aufgenommen. Ein weiterer wesentlicher Schritt in Richtung Rückgewinnung von Souveränität über Leib und Seele kann und wird die Rückbesinnung auf das von Naturheilkundigen aller Zeiten hoch geschätztes „Breitband-Heilmittel" Urin sein.

Der Bekanntheitsgrad dieses Heilmittels in der Bevölkerung und leider auch bei den Ärzten verhält sich umgekehrt proportional zu seiner Wirksamkeit und Erforschtheit. Die Entwicklung der Volksgesundheit, insbesondere im Bereich der schweren Infektionskrankheiten und der chronischen Erkrankungen, und die Umwälzungen im Gesundheitssystem erfordern jedoch dringender denn je ein derart wirkungsvolles und nebenwirkungsfreies „Breitband-Therapeutikum".

Wir sind der Überzeugung, dass sich noch in diesem Jahrzehnt die öffentliche Aufmerksamkeit wahrnehmbar dieser Medizin zuwenden wird. Der Offenbarungseid der „Magic-Bullet-Medizin" im Bereich der schweren und chronischen Erkrankungen und der wirtschaftliche Abschwung sind unabwendbar und werden zwangsläufig eine breite Hinwendung zu bezahlbaren, erprobten und bewährten alternativen Heilmitteln und Heilmethoden herbeiführen.

Wir entwickeln diesen Optimismus nicht im luftleeren Raum. Gerald Celente, Trendanalyst, Buchautor und Chef des 1980 gegründeten Trends Research Instituts, Rhinebeck, NY, USA, ist berühmt geworden durch seine Vorhersagen von Weltereignissen, wie u.a.: Dem Crash der Börse 1987, dem Zusammenbruch der Sowjetunion 1990, dem Platzen der Internetblase 2000, der Rezession 2001, dem Abstieg des Immobilienmarktes 2005, der Rezession 2007 und der Panik auf dem Finanzmarkt von 2008. Schon in seinem Buch „Trends 2000“[2] beschrieb er die Hinwendung zu einer neuen, ganzheitlichen Medizin im neuen Millennium. In der Winterausgabe seines vierteljährlich erscheinenden „Trends-Journal“[3], prognostizierte er bereits 2009 den Beginn wahrnehmbarer Verhaltensänderungen im Medizinsektor[4]:

> „2009 wird das Jahr der Verhaltensänderungen.....
> Synchron zu anderen Verhaltensänderungen im Massentrend einer neuen Genügsamkeit wird man notgedrungen überdenken, was Gesundheitsfürsorge wirklich bedeutet, und sich wieder auf die Arzt-Patienten-Beziehung besinnen.
> Die gegenwärtige ökonomische „Rezession / Depression“ wird Versicherte wie Nichtversicherte zwingen, sich nach alternativen Heilmethoden umzusehen.
> Die ununterbrochene Medien-, Werbe- und TV/Kino-Indoktrination, dass Ärzte und die großen Pharmakonzerne es am besten wissen, wird nachlassen, weil sie zu-

---

[2] Trends 2000, S. 107 ff.
[3] THE TRENDS JOURNAL – Winter Issue 2009, Vol. XVII, No. 1, S. 15 f.
[4] Aus dem Amerikanischen übersetzt v. d. Verf.

nehmend im Widerspruch zur Wirklichkeit steht und sich die Leute werden selbst helfen müssen.
Angesichts einer steigenden Berichtsflut über zugelassene Medikamente, die versagt haben, Arzneimittelhersteller, die Testergebnisse verfälschen und „unabhängige" Ärzte, die auf Provisions- oder Gehaltslisten der Pharmaindustrie stehen, werden sich bewusste Verbraucher ganzheitlichen Heilmethoden zuwenden.
Philosophie und Praxis der ganzheitlichen Medizin, in erster Linie auf Vorbeugung ausgerichtet, fordern, dass der Einzelne die Verantwortung für seine Gesundung und Gesunderhaltung übernimmt. Dazu bedarf es sowohl eines extensiven Umerziehungsprozesses als auch einer Um-Konditionierung des Verhaltens; dass das machbar ist, die Motivation dazu und wie man es anstellt, kann gelernt werden. Aber es ist eine persönliche Entscheidung und persönliche Suche; die herkömmlichen Kanäle werden wenig Neigung zeigen, die erforderlichen Informationen zu liefern.
Trendposition: Bis vor kurzem noch ablehnend, öffnen sich traditionelle Ärzte einem Verständnis der ganzheitlichen Medizin und erwerben eigenes Wissen darin und/oder verweisen Patienten bereitwillig an entsprechende Spezialisten.
Dies ist zwar ein mächtiger, knapp eine Dekade alter Aufbruch, gleichwohl umfasst er nur einen kleinen Bruchteil des Medizin- und Pharmakomplexes.
Trendprognose: Der Ganzheitstrend wird wachsen und mehr und mehr Leute werden verordnete Pharmadrogen ablehnen. Dies wird bei der Pharma-Industrie zu großen Einbußen führen, Hand in Hand mit den Regierungs-Machern werden sie Großangriffe gegen diese Bewegung führen mit Gesetzen, die Vitamine, Nahrungsergänzungsmittel, Pflanzenpräparate etc. regulieren oder ver-

> bieten; es wird konzertierten, organisierten Drucks der Öffentlichkeit bedürfen, um dem zu begegnen.“

So erfreulich der Grundtenor dieser Analyse ist, so sehr alarmiert die Trendprognose. Aber sie zeigt auch eine weitere Chance für die Harntherapie: Harn lässt sich weder verbieten noch reglementieren, er ließe sich nur verschweigen oder verteufeln!
Daher sollten wir unsere Anstrengungen vervielfachen, um dieses einzigartige und für jeden verfügbare Gottesgeschenk zu enttabuisieren und weiten Kreisen der Öffentlichkeit bekannt zu machen.

Der gekochte Harn – ein „Superharn“

Ein weiterer Grund, sich der Harntherapie erneut schriftstellerisch zuzuwenden, folgt aus dem Umstand, dass der Begriff Harntherapie automatisch und fast ausschließlich mit der Anwendung des frischen Urins gleichgesetzt wird. Trotz deutlicher Worte im Shivambu Kalpa Vidhi[5] (Vers 50, 51), für die Körpereinreibung nur den auf ein Viertel der Ausgangsmenge eingedampften Harn zu verwenden, hat der gekochte Urin als Therapeutikum in der Harnforschung und –literatur kaum Beachtung gefunden. Wenn er überhaupt erwähnt wird, dann, wie bei Coen van der Kroon[6], nur nebenbei als historische Kuriosität des Shivambu Kalpa Vidhi[7], oder er wird mit der kurzen Begründung, beim Kochen gingen wichtige Inhaltsstoffe verloren, als wertlos abgetan, wie bei Martha M. Christy[8] und Heidelore Kluge[9].

---

[5] Abgedruckt in: Coen van der Kroon, Die goldene Fontäne, S. 136 ff.

[6] Die goldene Fontäne, S. 72

[7] Dort Vers 44 – 53, in: Die goldene Fontäne, S. 141 f.

[8] Christy, S. 208, in Bezug auf die innere Anwendung; aber wohl auch bezüglich der äußeren Anwendung, denn in dem Kontext beschreibt sie nur Anwendungen mit frischem oder altem Harn

[9] Quelle der Selbstheilung, S. 37

Anders der russische Arzt, Harnforscher und wohl auch Spiritualist Gennadi Malachow[10], in Russland heute ein viel gelesener Medizinautor mit eigener Talkshow im Moskauer Fernsehen: Er hat das Shivambu Kalpa Vidhi ernst genommen und die Kraft gekochten Harns[11], den er „Harntreiber" nennt, erkannt, erforscht und wissenschaftlich begründet. Zum besseren Verständnis der im nächsten Abschnitt folgenden Krankheitsgeschichte der Mitautorin Helga Schuler soll die Quintessenz seiner Forschungen und therapeutischen Praxis hier kurz wiedergeben werden:

Die Biochemie des gekochten Harns, also seine stoffliche Wirkung, erneut und unvoreingenommen betrachtend, hat Malachow erkannt und dies mit zahlreichen Patientenberichten belegt: Der eingedampfte Harn hat aufgrund der Konzentration der Harnsalze eine gegenüber dem frischen Harn gesteigerte antiparasitäre und Wundheilwirkung – wie man dies auch von der Tränenflüssigkeit kennt.

Darüber hinaus hat er sich besonders eingehend mit den biophysikalischen Eigenschaften des gekochten Harns befasst d.h., mit seinen energetischen und neuro-informationellen Wirkungen. Hier ist er zu folgender Erkenntnis gekommen: Durch das Einkochen bilden sich im Viertelharnkonzentrat sog. biogene Stimulatoren. Hierbei handelt es sich nach seiner Auffassung um energetische Informationen, die die Gewebestrukturen des Organismus einer gesteigerten Geordnetheit zuführen. Dadurch werden die körperliche und seelisch-geistige Energie des Menschen angehoben und Heilungsprozesse in Gang gesetzt und gefördert.

---

[10] Gennadi Malachow, Urin-Therapie

[11] Malachow (S. 95, 96) empfiehlt, den auf ein Viertel eingedampften Harn im Wasserbad rasch auf Körpertemperatur abzukühlen und dann zu trinken oder einzureiben. Stärker eingekochter Urin nehme die Struktur-Eigenschaften von Seife an und werde zu Heilzwecken unbrauchbar.

Es ist das Verdienst der Apothekerin und Harntherapeutin Ingeborg Allmann, Malachows Buch der deutschen Leserschaft zugänglich gemacht zu haben. Dieses Buch hat der Autorin Helga Schuler für ihre therapeutische Praxis und endliche Gesundung nach über zwanzigjähriger Abfolge schwerer Erkrankungen entscheidende Impulse und Einsichten vermittelt.

Reiner Wein zum Harn

Ihre Erkenntnisse aus nunmehr fast siebzehnjähriger Eigenharntherapie – in den ersten neun Jahren ausschließlich mit frischem und seit Ende 2002 zusätzlich mit gekochtem Urin – bei sich selbst und bei ihren Patienten sind der dritte Grund, den zahlreichen harntherapeutischen Büchern ein weiteres hinzuzufügen. In all diesen Büchern mit ihren tausenden von Fallschilderungen lässt sich nicht ein Fallbericht finden, der auch nur entfernt Ähnlichkeiten zu ihrer steinigen und kurvenreichen Berg- und Talfahrt mit der Harntherapie aufweist, und wir denken, hier liegt der Stolperstein für viele, die mit der Harntherapie begonnen und alsbald entmutigt wieder aufgehört haben. Soll die Harntherapie in größerem Kreise dauerhaft Fuß fassen, dann muss sich auch der Anwender in den Fallschilderungen wiederfinden können, dem – wie in ihrem Fall - die Urintherapie viel Geduld abverlangt.

Mag es auch viele Anwender geben, die rasche Genesung erfahren haben, so sollte man sich nicht entmutigen lassen, wenn man zu den Langsamen gehört. Urintherapie heilt auf natürliche Weise und die Wege der Natur erfordern sehr oft Geduld. Die für uns fühl- und sichtbaren Krankheitssymptome sind meist nur Endglieder einer langen Kette aus dem Gleichgewicht geratener Körperfunktionen. Dies gilt insbesondere für die schweren Stoffwechselerkrankungen und die chronischen Leiden. Die Natur heilt ganzheitlich und setzt in diesem ganzheitlichen Heilungsprozess Prioritäten, die nicht immer mit unserer oft oberflächlichen Vorstellung von Gesundheit als Freisein von Beschwerden übereinstimmen. Dafür gibt es aber auch keine schädlichen Nebenwirkungen.

Urin ist für die Mutigen, wie Malachow mehrfach betont, und für die Geduldigen, möchten wir hinzufügen - und J. W. Armstrong, dieser liebenswürdige „Urin-Inspirierte", würde sicherlich sagen, „Urin ist für die Gottvertrauenden".

Was gibt's Neues?

Seit dem Erscheinen von „*Shivawasser* – Selbstheilung mit dem Superharn" sind fünf Jahre vergangen, in denen die Harn- und die Wasserforschung eine Fülle faszinierender neuer Erkenntnisse gewonnen und publiziert haben. Betreibt man Harn-Kunde, muss man notwendig beide Gebiete im Auge behalten, denn Harn ist Körperwasser und daher sind für den Harn-Kundler Harnforschung und Wasserforschung nicht voneinander zu trennen.

Was uns aus beiden Gebieten für die Harntherapie berichtenswert erschien, weil es neue Erklärungen für die Heilwirkung des frischen und des gekochten Urins ermöglicht, haben wir in dieses Buch eingearbeitet.

Während in der Harnforschung die kommerzielle Nutzung der wesentliche Motor für neue Erkenntnisse war, sind es in der Wasserforschung mehr die Forscher vom Typ eines Fritz-Albert Popp, die den Kopf über den Rand der „Scheibenwelt" industriegesponserter Naturwissenschaft strecken und die Grundlagen des Lebens auf diesem Planeten hinterfragen – Licht und Wasser.

Eine dieser bahnbrechenden neuen Erkenntnisse ist die Entdeckung eines vierten Aggregatzustandes des Wassers, des sog. EZ-Wassers, durch den amerikanischen Professor für Biotechnologie der University of Washington (UW) Gerald H. Pollack – ein auch deswegen unkonventioneller Geist, weil er keine Hemmungen hat, hochwissenschaftliche Sachverhalte allgemeinverständlich darzustellen.

Eine weitere faszinierende Neuigkeit für das Gebiet der Wasserforschung ist die – zu-fällige – Entdeckung des Aquantins durch den oberösterreichischen Tischlermeister Josef Berger – einen Fragensteller fernab des universitären Wissenschaftsbetriebs und Autodidakten auf dem Gebiet der Biochemie und Biophysik, der wohl gerade deswegen prädestiniert war, bei der Entwicklung eines neuen Heizstoffes aus Durchforstungsmaterial die richtigen Beobachtungen zu machen und den richtigen Fragen nachzugehen und so eine neue wasserartige Flüssigkeit, ein Energie-Wasser, zu entdecken, das in außergewöhnlichem Maße die Selbstheilungskräfte des Organismus weckt und fördert.

Aquantin ist eine aus Biomasse (Ast- und Blattwerk von Bäumen und Sträuchern) gewonnene farb-, geschmack- und geruchlose Flüssigkeit, ein reines Energetikum, frei von chemischen Wirkstoffen. Obwohl es auf den ersten Blick nichts mit Urin zu tun zu haben scheint, haben wir ihm ein neues Kapitel gewidmet und es in den Buchtitel aufgenommen, denn der erste Blick ist hier trügerisch: Urin ist Körperwasser, und das von Herrn Berger entdeckte Aquantin erscheint uns nicht nur ganz hervorragend geeignet, den Körper zu gewaltigen Selbstheilungsaktivitäten zu stimulieren, sondern auch die Heilqualitäten unseres Körperwassers, des Urins, kräftig anzuheben. Herr Berger selbst weist auf diese Verbindung hin. In seinem DVD-Vortrag mit dem Titel *„über das 'rein zu-fällig' gefundene Mittel Aquantin"* erwähnt er im Kontext von Ausführungen über mögliche Ursachen von Niereninsuffizienz: „Harn bindet Lebensenergie, und die holt er sich aus den Nieren“, (die sie wiederum vom Sakralchakra beziehen).

Als die uns umgebende Natur noch weitgehend frei von chemischen und physikalischen Belastungen war, ist uns diese Lebens-Energie durch die unmittelbare und mittelbare (im Tierkörper umgewandelte) pflanzliche Nahrung in der benötigten Menge zugefördert worden. Pflanzliche Materie entsteht durch Photosynthese. Die oxygene, Sauerstoff erzeugende, Photosynthese ist der älteste und bedeutendste biochemische Prozess der Erde, bei dem mit Hilfe der ionisch-negativen Energie des Sonnenlichts und des ionisch-positiven Blattgrüns, des Chlorophylls, aus energieärmeren anorganischen Stoffen [hauptsächlich Wasser (H2O) und Kohlendioxid (CO2)] energiereichere organische Substanzen, u.a. die Kohlenhydrate und das gesamte Ökosystem, erzeugt werden.[12] Durch die industrielle Beeinträchtigung dieses Prozesses und die dadurch herbeigeführte Denaturierung unserer Nahrung sind wir mit Lebensenergie chronisch unterversorgt. Mit Aquantin können wir dieser – bei unserer heutigen Nahrungsmittelerzeugung unvermeidbaren – Unterversorgung unseres Organismus mit Vitalenergie abhelfen.

---

[12] Der dabei frei werdende Sauerstoff dient zur Energiegewinnung in der aeroben Atmung und zum Aufbau der unsere Atmosphäre schützenden Ozonschicht. Für den Klimawandel das für die Photosynthese und damit die Sauerstofferzeugung benötigte CO2 verantwortlich zu machen, ist in der Kausalkette einen Schritt zu weit nach hinten gegriffen und lenkt von der wahren Ursache ab: dem exzessiven Verbrauch an Sauerstoff durch unsere auf Verbrennungsenergie ausgerichteten industriellen Fertigungstechniken und die zahlreichen Kriege, die den Sauerstoff in unserer Atmosphäre (zu CO2) verbrennen – bei parallel dazu laufender Zerstörung des Hauptsauerstoffproduzenten unseres Globus durch das Abholzen unserer Wälder, der „Abnehmer“ des bei der Verbrennung nun einmal entstehenden CO2.

Im biophysikalischen Institut des Biophysikers Prof. Dr. Fritz-Albert Popp wurde diese von drei Laboren als „reines Quellwasser" eingestufte Flüssigkeit, die sich allerdings signifikant anders verhält als normales Wasser[13], als bioenergetisch hochpotente Substanz erkannt, die lebenden Organismen Vitalenergie zuführt und dadurch erstaunliche Regenerierungsprozesse in Körper, Geist und Seele herbeiführt. In der von ihm untersuchten vergleichsweise geringen Flüssigkeitsmenge maß Prof. Popp eine feinstoffliche „Vital"-Energie, die dem bioenergetischen Gehalt von ca. 60 – 100 vitalen[14] Rohkostmenüs entsprach.

Mehr dazu in Kapitel VII.

---

[13] Siehe dazu unten, Seite 147

[14] Beileibe nicht alles, was an pflanzlichen Produkten auf den Markt kommt, ist auch (noch) vital! Heutige Anbau-, Lagerungs- und Konservierungsmethoden bewirken, dass die meisten den Verbraucher erreichenden Agrarprodukte kaum noch – als sog. Biophotonen gespeicherte und messbare – Lebensenergie enthalten.

Kapitel II
Persönliche Erfahrungen mit der Eigenharntherapie

Um all denen Mut zu machen, die sich Wunder erarbeiten müssen, und um den gekochten Harn, den „Superharn“, einer breiteren Öffentlichkeit anschaulich nahe zu bringen, soll den medizinischen Ausführungen in Kapiteln III bis VI die persönliche Kranken- und Heilungsgeschichte der Autorin Helga Schuler vorangestellt werden:

Mein langer Weg zur Harntherapie

Durch meine schwache gesundheitliche Konstitution waren meine Kindheit und Jugend von Krankheiten überschattet.
Als zweijährigem Kleinkind wurden mir die Mandeln entfernt, „weil ich ständig mit offenem Mund atmete“. Ich kann mich an sonst nichts aus dieser frühen Zeit erinnern, aber dieser Gewaltakt hat sich mir unvergesslich eingeprägt: Im Klammergriff auf dem Schoß einer Krankenschwester, die Füße am Stuhl angeschnallt, den Mund mit einer Kiefersperre aufgerissen, mit örtlicher Narkose betäubt, habe ich die Prozedur bei vollem Bewusstsein erlebt. Ich habe so entsetzlich geschrien, dass mein Vater beinahe ohnmächtig geworden wäre.

In den Folgejahren wurde ich häufig von Darmparasiten heimgesucht und von ständig wiederkehrenden Entzündungen der Bronchien und Mittelohren geplagt. Nach der Einschulung wurde eine beginnende Schwerhörigkeit festgestellt, deren Ursache vermutlich erst im April diesen Jahres (2009) gefunden und hoffentlich dauerhaft beseitigt worden ist - doch davon später. Eine lästige Plage bereits in diesen frühen Jahren war auch, dass die

Haut hinter meinen Ohren ständig nässte und verschorfte. Mit acht Jahren wurden Wucherungen im Bereich der Rachenmandeln entfernt und mit elf Jahren der Blinddarm nach Perforation (Durchbruch).

Ich war dadurch körperlich sehr mitgenommen und wurde „zum Aufpäppeln“ in ein Schullandheim an die Nordsee geschickt. Dort kam es aus meiner heutigen Sicht zu einem ersten schweren Neurodermitisanfall. Ich konnte die fast täglich aufgetischte Rosinensuppe nicht runter kriegen, durfte den Tisch aber erst verlassen, wenn der Teller leer war. Das dauerte, oft begleitet von Brechanfällen, nicht selten bis in den fortgeschrittenen Nachmittag und führte schließlich zu einem den ganzen Körper bedeckenden Ausschlag. Als ich das Heim nach fünf Wochen verließ, war der Ausschlag zwar wieder abgeheilt, ich hatte aber noch zwei Kilo abgenommen.

Meine Pubertät war begleitet von Gerstenkörnern, Lippenherpes, chronischer Obstipation und Migräneanfällen. Über fünf Jahre habe ich ungezählte Löffel Agarol und Neda-Früchtewürfel verzehrt und ungezählte Stunden erfolglos auf der Toilette verbracht. Kurz vor einem Darmverschluss wurde schließlich der Bauchraum erneut geöffnet. Es wurden massive Verwachsungen im Bereich der Blinddarmnarbe entdeckt und entfernt. Der Arzt eröffnete mir, dass eine Veranlagung zu Narbenwucherungen bestünde und eine solche Narbenkorrektur in Abständen wiederholt werden müsse. Ich erinnere mich als ob es heute wäre, dass ich fest entschlossen war, es dazu nicht kommen zu lassen.
Mit achtzehn Jahren entschloss ich mich, meine Gesundheit in die eigene Hand zu nehmen. Die Hinwendung zu Yoga vermittelte mir eine neue Selbstsicht, aber es sollte noch Jahre dauern, bis ich in einen medizinischen Beruf wechseln konnte. Als ältere von zwei Töchtern einer eingesessenen Kaufmannsfamilie war ich von Jugend an dazu bestimmt, in das schon über fünfzig Jah-

re bestehende Familienunternehmen einzutreten, das von meiner Mutter geleitet wurde. Heilkundliche Aktivitäten wurden zunächst aus einer ganz anderen Richtung an mich herangetragen.

1970 erkrankten mein Vater und ich mit ähnlichen Symptomen, vor allem litten wir beide unter ständiger Müdigkeit und Abgeschlagenheit. Bei meinem Vater stellte der Arzt entgleiste Leberwerte fest und riet zu maßvoller Ernährung. Als ich mich etwas später vorsorglich auch untersuchen ließ, waren meine Leberwerte im Normbereich. Der Arzt meinte allerdings, es könne ein Prozess in der Leber abgelaufen sein. Vermutlich hatten wir beide unerkannt eine Hepatitis durchgemacht. Während ich mich mit der Zeit erholte, magerte mein Vater, ein großer, stattlicher aber stark kriegsversehrter Mann, immer mehr ab. Ich spürte schnell, dass da ein gravierender Krankheitsprozess im Gange war, obwohl der Internist seine Blutwerte stets als in Ordnung befand und schließlich sogar den Verdacht äußerte, mein Vater simuliere. Da er körperlich immer mehr verfiel, suchte ich im Juli 1971 mit ihm einen Heilpraktiker auf. Mit bloßer Irisdiagnose entdeckte er sofort einen Pankreaskrebs mit Lebermetastasen. Der behandelnde Internist, verwies die Diagnose in das Reich der Phantasie, entschloss sich aber zu einer Laparoskopie (Bauchspiegelung), die den Befund bestätigte. Drei Monate später starb mein Vater.

In jener Zeit keimte in mir der Wunsch, den Beruf zu wechseln und Heilpraktikerin zu werden.

1973/74 entwickelte sich bei mir eine Struma (Schilddrüsenvergrößerung) mit mehreren Knoten im rechten Seitenlappen. Im selben Zeitraum heiratete ich und im März 1975 wurde mein Sohn geboren. Nach der Entbindung erlitt ich die zweite Sepsis im Bauchraum: Ich erkrankte an Puerperalfieber (Kindbettfieber) und erhielt mehrere Wochen Infusionen mit starken Antibiotika. Nach der Entlassung aus dem Krankenhaus stand mein Zyklus drei Monate auf dem Kopf, vierundzwanzig Tage Blutungen, unterbrochen von einer viertätigen Pause. Erneut suchte ich den bereits erwähnten Heilpraktiker auf. Mit einigen wenigen Gaben eines Mittels aus der klassischen Homöopathie hörten die Blutungen nach wenigen Tagen auf und mein Zyklus war wieder normal. Erneut wurde mir beeindruckend vor Augen geführt, dass die Naturheilkunde der richtige Weg war.

Da sich mein Wunsch nach einem zweiten Kind nicht erfüllte, riet mir der Gynäkologe mit Blick auf die beiden Sepsen und Bauchoperationen zur Abklärung zu einer Bauchspiegelung. Als ich aus der Narkose erwachte, hatte er ohne meine Einwilligung per Bauchschnitt einen mikrochirurgischen Tubenkorrekturversuch vorgenommen, der nichts gebracht hat, außer dass es Wochen dauerte, bis ich wieder bei Kräften war.

Anfang der Achtzigerjahre erfuhr ich von der Möglichkeit der Ausbildung zum Heilpraktiker in Wochenendkursen. Da ich nach dieser Ausbildung den Eindruck hatte, nicht fundiert genug geschult zu sein, und durch eine personelle Umorganisation endlich auch im Unternehmen entbehrlich war, schloss ich von 1982 bis 1985 eine Ganztagsausbildung an der Paracelsusschule an und danach eine zweijährige Praxisassistenzzeit. 1987 war ich endlich da angekommen, wo ich seit 1971 hinwollte: Ich eröffnete eine eigene Naturheilpraxis.

Meine Ehe war inzwischen geschieden worden. 1988 heiratete ich erneut. In dieser Zeit hatte sich meine Struma deutlich vergrößert. Eine Behandlung mit L-Thyroxin lehnte ich ab und entschloss mich zur Eigenbehandlung mit homöopathischen Medikamenten. Das brachte die Knotenbildung zum Stillstand, aber keine vollständige Heilung.

In diese Zeit fällt auch eine unter naturheilkundlichem Blickwinkel nicht unproblematische Zahnbehandlung am Fünfer links oben. Nach Wochen mit immer wieder aufflackernden diffusen Schmerzen entschloss ich mich, der Sache auf den Grund zu gehen. Die Zahnärztin fand nichts und konnte auch im Röntgenbild keinen klaren Befund erkennen. Da der Zahn nicht aufhörte „zu muckern“ und sie nicht ausschließen wollte, dass im Bereich der Wurzelspitze „etwas sei“, riet sie, den Kiefer zu öffnen und gegebenenfalls eine Wurzelspitzenresektion vorzunehmen. Ich stimme spontan zu, ohne zu bedenken, dass der Zahn danach tot war.

1992, möglicherweise (mit-) ausgelöst durch Wasserstoffperoxideinsatz bei einem Friseurbesuch wenige Tage zuvor, kam es nach meiner heutigen Einschätzung zum ersten Psoriasisausbruch. Meine gesamte Kopfhaut überzog sich mit rot entzündeten Arealen, die alsbald grob schuppten und sich rasch zu einer geschlossenen Schuppendecke ausdehnten. Mir fielen die Haare büschelweise aus. Klassische Homöopathie, Eigenblut und Mineralien brachten nach etwa einjähriger Behandlungsdauer die Heilung.

Kaum war dies durchgestanden, brach 1993, nach dem Sommerurlaub am Gardasee, an den Ellenbeugen ein Ausschlag aus, der alle Merkmale einer Neurodermitis hatte. Ich versuchte es mit Darmspülungen und klassischer Homöopathie. Nach jeder Spülung verschlimmerte sich der Befund, die Homöopathie brachte nur zeitweise Linderung. Nach der fünften Spülung hatte sich die Erkrankung innerhalb von vier Wochen generalisiert. Hände, Füße und Kopf waren frei, der ganze übrige Körper war mit nässenden Hautdefekten übersät, die stellenweise auch starke Schuppenbildung aufwiesen. Ich musste meine Unterwäsche abends mit Wasser lösen, nicht selten, wenn es ganz

schlimm war, nahm ich in der Badewanne ein Vollbad in leichtem Salzwasser.
Zur Abklärung, ob es sich um eine Psoriasis oder eine Neurodermitis handelte, konsultierte ich eine Hautärztin. Sie wollte mich auf der Stelle in eine Hautklinik einweisen; sie meinte, einer so ausgedehnten Erkrankung sei ambulant nicht beizukommen. Einen Klinikaufenthalt und die dort zu erwartende Kortisonbehandlung lehnte ich ab und erklärte ihr, ich wünsche lediglich eine abklärende Hautprobe. Meine Weigerung, kortisonhaltige Mittel anzuwenden, stieß bei ihr auf totales Unverständnis. Während ich unter der UV-Lampe lag, veranlasste sie meinen Mann mit einem Rezept die nahe gelegene Apotheke aufzusuchen und drei Tuben einer Kortison-Creme zu besorgen. Sie war sich sicher, wenn das Mittel im Hause sei, würde ich es bei den massiven Juckattacken und auf Nachdruck meines Mannes auch anwenden. Ich habe das Mittel nicht genommen. Der Arztbesuch hatte sich trotzdem gelohnt. Die Derma-Light UVB-Lampe, die ich mir alsbald selbst anschaffte, brachte zwar keine Heilung, linderte aber die Juckattacken ganz erheblich.

Der Laborbefund nach der Biopsie sprach von einer akuten Dermatitis, die Hautärztin meinte es sei eine Psoriasis. Bei Spezialisten in Israel sollte ich einige Monate später erfahren, dass in ganz seltenen Fällen Neurodermitis und Psoriasis auf derselben Haut vorkommen und dass ich dieses große Los gezogen hatte.

Ein neuer Therapieansatz – Urin

Zuvor aber, etwa im Herbst 1993, bekam mein Leben sowohl als „Patientin“ als auch als Heilpraktikerin eine ganz wesentliche neue Ausrichtung. Eine Patientin erzählte mir von der Urintherapie und schenkte mir das Buch „Die Heilkraft der Eigenharntherapie“ von Ingeborg Allmann. Ich war sofort überzeugt, dass hier der Schlüssel zu meiner Heilung lag.

Unverzüglich begann ich mit der Einnahme des Morgenurins, der so schauerlich roch und schmeckte, dass ich es nicht über mich brachte, ihn nach dem ersten Versuch weiter „pur“ zu trinken. Jeden Morgen bereitete ich mir daher eine Kanne Kräutertee, in die ich ein großes Glas Morgenurin goss und über den Vormittag in der Praxis leerte. Zusätzlich machte ich mehrfach täglich Körpereinreibungen mit unverdünntem Urin.

Die ersten Einreibungen brannten auf meiner zerschundenen Haut wie Feuer aber der Juckreiz ging deutlich zurück. Darüber hinaus tat sich zunächst nichts – bis auf eine Erstverschlimmerung des äußeren Befundes. Dass ich gleichwohl auf dem richtigen Weg war, bestätigte mir nach einigen Tagen jedoch meine Putzhilfe. An diesem Tag hatte ich die Kanne mit dem „präparierten“ Tee zu Hause vergessen. Als ich zum Mittagessen heimkam, berichtete sie mir euphorisch, der Tee, den ich ihr freundlicherweise hingestellt hätte, sei ein wahres Wundermittel. Ich müsse ihr unbedingt sagen, wo man den kaufen könne. Sie leide sehr oft an Obstipation. Heute Morgen habe sie sich wegen tagelanger Verstopfung völlig abgeschlagen und mit Kopfschmerzen überwinden müssen, zu mir zu kommen, und erst einmal von dem Tee getrunken. Gewiss, der Geschmack sei gewöhnungsbedürftig, aber nach einer Stunde habe sich ihr Darm gerührt und es sei zu einer gigantischen Entleerung gekommen. Sie fühle sich wie neu geboren. Die Frau war hart im Nehmen, als ich ihr erzählte, was sie getrunken hatte, war sie für die Eigenharntherapie gewonnen. Sie sehen, die zahlreichen Berichte über spontane oder rasche Besserungen nach der Urineinnahme stammen nicht aus dem Reich der Phantasie, aber ich gehörte nicht zu den Blitzstartern.

Nach etwa vierzehn Tagen ging ich dazu über, den Urin „pur“ zu trinken. Ein Genuss war das nicht; oft war der Morgenurin trüb und ohne jede Leuchtkraft und schmeckte auch entsprechend unangenehm.

Da der Urin mir nach wie vor nur bescheidene Linderung verschaffte und die Diagnose immer noch ungeklärt war, reiste ich im Dezember 1993 mit meinem Mann erstmals nach Israel ans Tote Meer. Dort eröffnete mir die Hautärztin, dass auf meiner Haut sowohl psoriatische als auch neurodermitische Befunde vorhanden seien. An eine Teilnahme an den spezifischen Therapieangeboten war nicht zu denken, da meine Haut trotz der Eigenharntherapie immer noch mit offenen Stellen und Rissen übersät war. Vier Tage vor der Rückreise setzten plötzlich ruhrartige stinkende grüne Durchfälle ein, begleitet von hohem Fieber. Da ich nicht reisefähig war, musste mein Mann alleine zurückfliegen. Ich konnte außer Urin und bis zu fünf Litern Wasser täglich nichts zu mir nehmen. Nach einigen Tagen riet mir eine russische Putzfrau, einen Whisky zu trinken, das werde helfen. Schlückchenweise hab ich das Glas runter gezwungen. Doch in der Tat, das schaffte Ruhe im Darm und auch das Fieber ging zurück. Eine Woche später konnte ich den Heimflug antreten. Nach dieser heftigen „Entgiftungsexplosion" hatte ich über zwei Jahre keinen geformten Stuhl mehr. In dieser Zeit lief die durch den frischen Urin verursachte Entgiftung hauptsächlich über den Darm.

In den folgenden Wochen wurde meine Treue zum Urin insoweit belohnt, als sich die offenen Hautstellen zunehmend schlossen und auch die Struma den Anschein erweckte, als sei sie auf dem Rückzug. Da schrillte im Frühjahr 1994 erneut die Alarmglocke: In meiner rechten Brust war ein Knoten tastbar. Ich behandelte die Brust mit Urinauflagen und nahm Silicea-Hochpotenzen. Nach etwa drei Monaten war von dem Knoten nichts mehr zu spüren. Vorsichtshalber ließ ich die Brust im Sommer 1994 sonographisch überprüfen. Auch dabei konnte kein Befund mehr erhoben werden.

Die Jahreswende 1994/95 verbrachten wir wieder in Israel. Ich war mit meiner Haut jetzt schon so weit, dass ich mich den Sonnen- und Salzwasseranwendungen vorsichtig nähern konnte. Nach vier Tagen stellte sich wieder hohes Fieber ein. Ich hatte eine Lungenentzündung – die erste von fünfen, wie sich in den folgenden neun Jahren herausstellen sollte. Als diese erste überstanden war, hatte meine Haut einen beachtlichen Schritt nach vorne getan. Man konnte nicht mehr von einem generalisierten Zustand sprechen und offene Stellen gab es auch nicht mehr.
Um die Jahreswende 1995/96 war die Neurodermitis am Körper bis auf wenige Stellen so weit abgeheilt, dass ich bei diesem dritten Israelaufenthalt erstmals Vollbäder im Toten Meer nehmen konnte. Nach zwölf Tagen am Toten Meer bekam ich wieder Fieber. Der Arzt konnte an den Lungen nichts feststellen, also entschloss ich mich, mit meinem Mann den Rückflug anzutreten. Zurück zu Hause, stieg das Fieber auf 40 Grad und es offenbarte sich die nächste Lungenentzündung. Nachdem die ausgestanden war, war die Haut am Körper weitestgehend geheilt, nur bei stärkerem Stress kam es gelegentlich noch zu Juckattacken oberhalb der Ellenbeugen und an der Innenseite der Oberschenkel. Das Ende des Tunnels war aber noch nicht erreicht.

Gegen Ende des Israelaufenthalts 1997/98 ereilte mich die dritte Lungenentzündung. Es begann wieder mit hohen Fieberschüben zunächst unklarer Ursache, die nach einigen Tagen überstanden zu sein schienen. Zurück in Deutschland setzten sie jedoch erneut ein, begleitet von blutig tingiertem Auswurf. Mit Urin und Mitteln der klassischen Homöopathie war ich nach einer Woche symptomfrei, kam aber nicht recht zu Kräften. Bei einer röntgenologischen Überprüfung zeigte sich ein über Fünfmarkstück großer Schatten im rechten Unterfeld. Nach Umstellung der homöopathischen Mittel, war auch dieser Befund bei der Kontrolluntersuchung im März 1998 bis auf geringe „postpneumonische narbige Veränderungen“ abgeheilt.

Auch diesmal zeigte sich, dass meine Haut nach jeder Lungenentzündung deutliche Heilungsschritte machte. Doch um die Jahrtausendwende tauchte die am Körper weitgehend geheilte Neurodermitis plötzlich im Gesicht auf, und zwar im Bereich um die Augen. Ich sah aus wie eine Eule. Damals begann auch der Fünfer oben rechts Probleme zu machen. Eine Überprüfung des Wurzelkanals ergab, dass die Wurzel abgestorben war. Da ich das Gefühl nicht los wurde, dass das Absterben des rechten Fünfers etwas mit dem toten linken Fünfer zu tun haben könnte, bat ich den Zahnarzt, beide toten Zähne zu ziehen. Er hatte dafür überhaupt kein Verständnis und es gelang ihm schließlich, mich zu einer neuen Behandlungsmethode umzustimmen, wobei der Wurzelkanal und die Dentinkanälchen so gesäubert und verschlossen würden, „dass nichts verkeimen könne“.

Da der Neurodermitisbefund um die Augen durch nichts zu beeinflussen war und ich den beiden toten Zähnen nicht traute, entschloss ich mich im März 2002 an einem naturheilkundlichen zahnmedizinischen Seminar in der Schweiz teilzunehmen. In diesem Seminar wurden eindringlich auch die Schäden dargestellt, die durch tote Zähne im Körper verursacht werden können. Als der Referent eine neue Extraktionszange vorstellte, bot ich mich als „Demonstrationsobjekt“ an und ließ mir die beiden toten Zähne ziehen. Die Zange funktionierte prächtig, binnen weniger Minuten waren beide Fünfer draußen, an dem linken hing ein kirschkerngroßes Granulom.

Die Entfernung der beiden toten Zähne habe ich wie einen Befreiungsschlag empfunden. Ich erlebte einen sofort einsetzenden heftigen Energieschub, der auch von Dauer sein sollte. Danach kam es noch einmal kurz zu einer Verschlimmerung des Befundes um die Augen, und dann heilte auch die Haut im Gesicht vollständig ab. Nur hinter beiden Ohren, den Stellen, die schon in früher Kindheit zum Nässen und Schorfen neigten, trat eine wesentliche Besserung erst ein, nachdem ich gekochten Urin trank. Auch die Juckreiz-Attacken, die mich, obwohl kein Ausschlag mehr vorhanden war, vor allem nachts noch heimsuchten, waren noch nicht überstanden.

Die nächste Stufe der Urintherapie – die Behandlung mit gekochtem Urin

Wir schreiben das Jahr 2002. Struma mit Knotenbildung, ein Knoten in der Brust und die generalisierte psoriatische Neurodermitis waren nach neunjähriger konsequenter Eigenharntherapie mit frischem Urin erfolgreich behandelt. Ich hatte täglich ein Glas Morgenurin und immer mal wieder einen Schluck auch vom Tagesurin getrunken, täglich den gesamten Körper mit Urin eingerieben, schlimme Hautbefunde zusätzlich mit Urinauflagen behandelt und drei zehntägige Urinfastenkuren gemacht.

Seit ich Heilpraktikerin bin, lasse ich jährlich einmal meine Blutwerte bestimmen. Im Frühjahr 2002 war ein leichter Anstieg bei den Leberwerten festzustellen, sodass ich die Laborwerte ab da monatlich kontrollierte. Auch fühlte ich mich mittags so ausgelaugt, dass ich täglich einen kurzen Mittagsschlaf einlegen musste, um am Nachmittag wieder fit zu sein. Die monatlichen Laborkontrollen zeigten einen stetigen Anstieg der Leberwerte. Im November 2002 hatte sich z.B. der gamma-GT bezogen auf meinen Regelwert verachtfacht. Bei mir schrillten die Alarmglocken. Ich war jetzt im selben Alter, in dem mein Vater erkrankte, und Beginn und Verlauf seines Leberleidens und sein rascher Krebstod waren mir eindrücklich gegenwärtig.

Ich entschloss mich, der Sache auf den Grund zu gehen. Darmspiegelung und Lebersonographie zeigten keinen Befund. Der Arzt meinte aber, ein Prozess hinter der Leber sei nicht ausgeschlossen (auch bei meinem Vater hatte der Tumor hinter der Leber gelegen) und riet zu einer Leberspiegelung. Dazu konnte ich mich nicht entschließen. Ich machte eine erste Leberreinigung nach dem Rezept von Dr. Hulda Clarck (Anhang I) und auch das Schicksal kam mir zur Hilfe:

In meiner Praxis rief eine aus Russland stammende Dame an. Ich sei ihr als Urintherapeutin genannt worden, ob ich mich auch mit gekochtem Urin auskenne? Seit sie gekochten Urin trinke, habe sich plötzlich die Schilddrüse wieder gemeldet, die in ihrer Jugend schon einmal behandelt worden sei. Ob das der gekochte Urin ausgelöst haben könne? Ich konnte ihr damals nur antworten: "Den habe ich noch nie angewendet, gekochter Urin bringt doch nichts."

Da erzählte sie mir von ihrem schweren Rheumaleiden mit täglichen Kortisongaben von 50 mg und mehr. Um davon weg zu kommen, habe sie ein halbes Jahr frischen Urin getrunken, aber ohne Erfolg. Dann sei sie auf das Buch ihres Landsmannes Gennadi Malachow aufmerksam gemacht worden und habe gekochten Urin genommen. Innerhalb von drei Monaten habe sie das Kortison absetzen können, selbst Gelenksdeformationen seien durch die Therapie mit gekochtem Urin zurückgegangen.

Noch ohne genauere Instruktionen habe ich am selben Abend auf eigene Faust meinen Urin gekocht und ein Glas getrunken. Das war kein Vergnügen. Mein gekochter Urin sah aus wie trüber Kaffee und hatte einen starken Geruch. Trotz jahrelanger Gewöhnung an frischen Urin kostete es gewaltige Überwindung, die Brühe zu schlucken. Noch heftiger wurde es, als ich nach ein, zwei Tagen im Besitz von Malachows Buch war und nach seinen

Instruktionen den Urin bis auf ein Viertel der Ausgangsmenge einkochte. Doch die außergewöhnliche Energiezufuhr, die ich schon von den ersten Anwendungen erfuhr, bestätigte, dass ich es hier mit einem hochpotenten Heilmittel, dem „Superharn", zu tun hatte. Mein Harnkonzentrat sah lange Zeit wenig einladend aus und schmeckte auch so. Aber der Mensch gewöhnt sich an alles, wenn er vom Nutzen überzeugt ist, und das war ich schon nach dem Bericht der unbekannten Russin, die sich leider nie mehr in meiner Praxis gemeldet hat.

Mein Mann konnte sich an das allabendliche Urinkochen allerdings nur sehr eingeschränkt gewöhnen. Also wich ich damit auf den Balkon aus - sehr zum Vorteil meiner Küche. Beim Einkochen des Urins in einem Glasgefäß kommt es nicht selten zu regelrechten kleinen Explosionen aus dem noch nicht fertig eingedampften Konzentrat und dadurch bisweilen zu recht hohen Spritzern[15].

Belohnt wurde mein Vertrauensvorschuss an den „Harntreiber" mit einer raschen Normalisierung meiner Leberwerte. Schon am 19.11. 2002 – nach einer Leberreinigung und ca. zweiwöchiger Einnahme des gekochten Urins - war der gamma-GT um 38 Einheiten zurück gegangen und die anderen Werte wieder in der Norm. Nach etwa drei Monaten waren alle Laborwerte normalisiert und die Leber kein Problem mehr. Auch die mittägliche Abgeschlagenheit war verschwunden und hat sich seit dem nie mehr eingestellt.

---

[15] Verschmutzungen der Kochstelle können Sie mit einem Bratpfannen-Spritzschutz verhindern. Seit einem Jahr sind wir auf Anraten eines Ayurveda-Vaidyas dazu übergegangen, den Urin in einem feuerfesten Tontopf einzudampfen. Neben anderen Vorteilen (siehe dazu Kapitel V, Das Abkochen) gibt es bei dieser Methode dieses Problem nicht.

Aber die Lunge, die seit 1998 ohne Befund gewesen war, meldete sich im November 2003 wieder. Ganz offensichtlich war der über die Lunge ablaufende Prozess noch nicht vollständig abgeschlossen und durch den gekochten Urin nochmals angestoßen worden. Ich empfand das Entzündungsgeschehen diesmal als nicht ganz so gravierend, zumal ich Zeit hatte, die Erkrankung auszuheilen.

In der Folgezeit gelang es mir, meine Haut durch Einreibungen mit gekochtem Urin vollständig zu regenerieren, denn mit dem Verschwinden der Verschorfungen, offenen Stellen und entzündeten Areale war sie ja längst noch nicht wieder so hergestellt, wie vor der Erkrankung. Insbesondere am Hals und um die Augen sah sie nach der Abheilung der Hautverletzungen aus wie die Haut einer alten Frau. Hier bedurfte es noch längerer Urineinreibungen, bis sie wieder vollständig geglättet und wieder „heil“ war, sodass man nicht mehr erkennen konnte, dass ich je an Neurodermitis erkrankt war.

2005 gingen plötzlich die Leukozyten runter, im Befund vom Juni 2005 waren sie von dem bei mir ohnehin stets recht niedrigen Level von 4.000 bis 5.000 auf 2.800 abgefallen. Sie erholten sich bis Januar 2006 allerdings wieder auf ca. 5000. Dafür lag ich jetzt mit einem gebrochenen Wirbel im Krankenhaus, nach einem Sturz auf vereister Treppe.

Im November 2006 folgte die bis heute letzte und, da ich seit einiger Zeit die Praxis alleine betrieb und mich nicht schonen konnte, langwierigste Lungenentzündung. Im Gegensatz zu den vorhergehenden, die bakteriell bedingt waren, hatte diese virale Ursachen. Das Fieber war diesmal nicht so hoch, stattdessen kam es zu extremen Schleimabsonderungen aus den Bronchien. Ich vermute, dass der Reinigungsprozess über die Lunge bereits abgeschlossen war.

Bemerkenswert an jener Serie von Lungenentzündungen nach Beginn der Urintherapie ist: Seit den Sepsen im Bauchraum hatte ich nie mehr Fieber entwickelt. Dies zeigt, wie sehr mein Immunsystem geschädigt war, denn Fieber ist eine Heilreaktion des Immunsystems. Demgegenüber liefen diese Lungenentzündungen, mit Ausnahme der letzten, bei der ich nicht mehr so extrem hoch fieberte, nun alle nach dem gleichen Schema ab: Fünf Tage hohes, teilweise extrem hohes Fieber, dann starke Schweißausbrüche und danach war die Krise vorbei. Hier wird die Wirkweise der Urintherapie besonders gut erkennbar: Der Urin beginnt sofort, das Immunsystem zu stimulieren. Das Fieber zeigt, dass es wieder anfängt, richtig zu arbeiten. Ich werde später noch einen Fall berichten, an dem dies sehr schön zu erkennen ist.
Im März 2008 waren die Leukozyten wieder auf 3.270 gefallen. Seit Winter 2008 und einer zusätzlichen Anti-Bakterien- und Antivirenkur mit MMS nach Jim Humble haben sie sich nun wieder bei 4-5.000 etabliert. Ich denke, meine Leukopenie hat einiges damit zu tun, dass ich mich Zeit meines Lebens wenig schonen konnte und wollte.

Eine letzte Überraschung gab es im April 2009, plötzlich hörte ich auf beiden Ohren so gut wie nichts mehr. In meinem Hinterkopf meldete sich das mulmige Gefühl, meine seit Kindertagen bestehende Schwerhörigkeit könnte in eine Beeinträchtigung der Hörnerven übergegangen sein. Der Ohrenarzt konnte mich schnell beruhigen. Vor beiden Trommelfellen saß eine teerhart verharzte Ablagerungsschicht. Ich erlebte die Umkehrung des im Alten Testament berichteten Geschehens vor Jericho: Erst nach über einstündigen sehr schmerzhaften „Stemmarbeiten" an den Mauern vor meinen Trommelfellen erklangen die Trompeten. Es dauerte Tage, bis sich meine bis dahin abgeschotteten Ohren an die Lautstärke der normalen Alltagsgeräusche gewöhnt hatten.

Ich schildere dies so detailliert, um zu zeigen, dass auch der gekochte Urin mich nicht über Nacht hat die Krücken wegwerfen lassen – mit einer Ausnahme: Ich erfuhr durch den gekochten Urin sofort eine ähnlich außergewöhnliche, und bis heute anhaltende, Energiesteigerung wie damals nach der Extraktion der beiden toten Zähne. Trotz Doppelbelastung durch Praxis und Haushalt kenne ich seitdem keine Abgeschlagenheit mehr, bin auch bis in den späten Abend hinein voll leistungsfähig und morgens, wenn gegen sechs der Wecker klingelt, sofort wach und fit. Seit Anwendung des gekochten Urins sind auch die Problemstellen hinter den Ohren abgeheilt und das „angestrengte" Atmen beim Bergauf-Joggen ist verschwunden.

Nach fast siebzehnjähriger Eigenharntherapie, die letzten acht Jahre zusätzlich mit gekochtem Urin, fühle ich mich heute gesünder und jünger als 1992 vor Beginn der schweren psoriatischen Neurodermitis, in deren Gefolge sich all die Organschwächen in Darm, Lunge und Leber manifestierten. Mein Haar hat sich vollständig regeneriert. Meine Haut ist gesund und sehr viel glatter, als es in meinem Alter zu erwarten wäre. Seit Jahren entlässt mich mein Zahnarzt nach der Kontrolluntersuchung mit dem Kommentar: „An Ihren Zähnen kann ich nichts verdienen." Ich bin vom ersten Klingeln des Weckers bis spät in den Abend voll leistungsfähig und treibe jeden Morgen eine Stunde Sport ohne aus der Puste zu kommen.

Urin fordert und fördert Einsichten

Ich denke, meine Heilungsgeschichte hat transparent gemacht, was ich bereits weiter oben über die Heilweise der Natur gesagt habe:
Wir setzen die Prioritäten bei den Symptomen und Beschwerden, von denen wir möglichst schnell befreit sein wollen. Die Natur aber setzt bei den Ursachen an, bei unseren geschwächten

oder ganz darnieder liegenden Selbstheilungsmechanismen. Wenn wir Glück haben, stimmen die Zielsetzungen überein und wir haben es mit spontanen oder auf jeden Fall sehr raschen Besserungen und Heilungen zu tun. Wenn diese glückliche Übereinstimmung nicht gegeben ist, dann müssen wir uns darauf einstellen, dass die Natur

- unter Umständen längere Zeit unter der Oberfläche arbeitet, wie ja auch beim Wachstum einer Pflanze das wesentliche Geschehen zunächst unsichtbar unter der Erde stattfindet,
- an Ecken anfängt, die wir für unproblematisch halten, und
- vor der Heilung oder parallel dazu Schlacke-Depots, alte Herde, abbaut über Darm, Lunge, Schleimhäute und Haut, und sog. „Heilkrisen“ produziert, die gelegentlich auch die Stimmung drücken können.

Im Interesse einer dauerhaften Heilung müssen wir in diesen Phasen des Heilungsgeschehens Geduld aufbringen, sie dauern in der ganz überwiegenden Zahl der Fälle nicht lange. Ältere Menschen und solche mit schweren oder chronischen Erkrankungen sollten daher immer die Begleitung durch einen naturheilkundlichen Therapeuten suchen, der sich mit der Urintherapie auskennt oder ihr zumindest positiv gegenüber steht; der erklären kann, was geschieht, und dadurch unserer Motivation immer wieder auf die Beine hilft.

Einige rasche Heilungen mit Urin

Damit ein ausgewogenes Bild entsteht, will ich die Schilderung meiner persönlichen Kranken- und Heilungsgeschichte mit einigen Beispielen abschließen, die zeigen mögen, wie schnell die Harntherapie greifen kann:

Beladen mit zwei schweren Einkaufstüten rutschte ich auf den Eingangsstufen zum Haus aus und prallte mit der linken Kopfseite ungebremst gegen die Ecke des Haueingangs. Aus einer langen **Platzwunde oberhalb der linken Schläfe** ergoss sich ein heftiger Blutstrom. Das Glück wollte es, dass zur selben Zeit mein Mann nach Hause kam, mir die erfolgreich verteidigten Einkaufstüten abnahm und mich sofort ins Krankenhaus fuhr. Als ich dort ankam, hatte sich ein imponierender Bluterguss gebildet. Da ich eine Tetanusspritze nach einer so starken Blutung für überflüssig hielt, kühlte das Verhältnis zwischen dem Chef der Chirurgie und mir so abrupt ab, dass er selbst zu Schere und Rasierer griff und mir einen beachtlichen Kahlschlag rund um die Wunde verpasste. Meine Anmerkung, ich würde die Wunde zu Hause mit Urinauflagen behandeln, quittierte er mit einem knappen: "Urin mag bei Hautkrankheiten helfen, aber doch nicht bei einer solchen Wunde". Als ich meinte: „Und die Kopfhaut, ist das keine Haut?", war unser Gedankenaustausch beendet. Er fand leider auch keine Fortsetzung, denn ich hätte ihm gerne noch das Ergebnis meiner Wundbehandlung mit Urin präsentiert.

Zuhause, nach knapp vierstündiger Behandlung der genähten Wunde mit Urinauflagen, wies mich mein Mann darauf hin, dass die Schwellung ja fast verschwunden sei. Als ich eine Woche später zum Fädenziehen im Krankenhaus vorsprach, war die Schwester in der chirurgischen Ambulanz nicht schlecht erstaunt, wie gut die Wunde nach so wenigen Tagen aussah. Meine Erklärung, dass ich das mit Urinauflagen bewirkt hatte, beeindruckte sogar den Stationsarzt. Heute findet man auf meiner Kopfhaut nicht einmal mehr eine Narbe.

◆

Ein Freund meines Sohnes konsultierte mich wegen seines Fußes. Ich hatte solch einen Befund bei einem so jungen Menschen noch nie gesehen. Der Fuß war böse geschwollen und seitlich auf dem Spann befanden sich zwei tief ins Gewebe gefressene offenen Stellen jeweils in der Größe eines Euros. Er fragte unsicher: "Können Sie das auch behandeln oder muss ich damit zum Hautarzt?" Ich antwortete, wenn seine Eltern einverstanden seien, könne ich ihm mit der Urintherapie helfen. Seine Eltern stimmten zu, und in den folgenden Tagen trank er seinen Urin und badete den Fuß täglich zweimal fünfzehn Minuten lang darin. Nach zwei Wochen waren die offenen Stellen geschlossen. Ich riet ihm, mit dem Urintrinken fortzufahren. Wenn ein so junger Mann einen solchen Befund zeige, dann schlummere da noch mehr an Unrat. Ich vermutete einen starken **Staphylo- und Streptokokkenbefall** und war mir sicher, dass die sich erneut melden würden, wenn er sich an meine Anweisungen hielt.

Nach sechs Monaten, an einem Donnerstagabend, bat er mich, ihm wegen starker Halsschmerzen zu helfen, am Montag beginne das schriftliche Abitur. Ich verordnete ein Mittel aus der klassischen Homöopathie und hatte meine Zweifel, ob das am Montag mit dem schriftlichen Abitur was werden würde. Am Samstag konnte er kaum noch sprechen, hatte hohes Fieber und einen schon beim Betreten des Zimmers wahrnehmbaren fauligen Atem. Seine Mandeln hatten die Größe und Farbe kleiner Zierorangen. Ich erklärte ihm und seinen Eltern, dass ich einen solchen Schub erwartet hätte, da ein starker bakterieller Befall vorliege, dessen Ausscheidung durch die Urintrinkkur in Gang gesetzt worden sei. Man könne diesen Ausscheidungsprozess naturheilkundlich fördern und begleiten, um den Körper von dem Ballast zu befreien, oder ihn mit Antibiotika unterdrücken, mit allen bereits durch den offenen Fuß erkennbar gewordenen Hypotheken für die künftige Gesundheit. Die Eltern bewahrten mir ihr Vertrauen und meldeten den Sohn vom schriftlichen Abitur ab. Ich setzte die Urintherapie fort und verordnete Mittel der klassischen Homöopathie. Während der nun folgenden Heilungskrise war ich jeden Abend bei dem Jungen. Er hatte fünf Tage lang sehr hohes Fieber, heftige Schweißausbrüche und hustete in der Zeit mindestens zwanzig Becher Eiter aus. Am sechsten Tag hatte er noch mehrere Schweißausbrüche von solcher Heftigkeit, dass er mehrfach den Schlafanzug wechseln musste, aber das Fieber war fast auf Normaltemperatur gesunken. Seine Mandeln waren vollständig abgeschwollen und von einem gesunden Hellrosa. Auch sein ihn seit Jahren plagender Heuschnupfen hat sich seitdem nie mehr gemeldet. Der junge Mann ist später in den Entwicklungsdienst nach Afrika gegangen und hat sich dort mit Erfolg für die Verbreitung der Urintherapie eingesetzt.

◆

Eine 85-jährige Patientin, die selbst in einem Heilberuf tätig gewesen war, konsultierte mich wegen **Hautkrebses** am Unterschenkel. Sie hatte bereits an die sechs Operationen hinter sich, aber wenn eine Stelle operiert war, kam der Befund an einer anderen wieder. Nun wollte sie die Sache naturheilkundlich angehen. Ich erklärte ihr die Urintherapie und sie begann, das Bein mit Urinwickeln zu behandeln. Sie hatte noch einen Rückfall, ließ sich aber nicht operieren, sondern therapierte weiter erfolgreich mit Urinwickeln. Danach ist nie mehr etwas aufgetreten.

Einige Zeit später, ich war im Urlaub, erlitt sie eine **Thrombose**. Sie hatte inzwischen ein solches Vertrauen in die Heilkraft des Urins, dass sie beschloss, auch hier mit Urinumschlägen vorzugehen. Als ich nach einer Woche aus dem Urlaub zurückkehrte, war das Bein bereits vollständig abgeschwollen, die Blaurötung verschwunden und das Bein wieder voll belastbar.

◆

Ein Fallbericht der Autorin Dorothee Osterhagen:

Ein Freund fragte nach einem naturheilkundlichen Rat. Er fürchtete, im Alter von nunmehr 63 Jahren sei auch bei ihm die seine Familie schon in der dritten Generation heimsuchende **Neurodermitis** ausgebrochen. Rücken und Beine, so schilderte er, seien großflächig mit stippigen Rötungen übersät. Die Haut sei in diesen Bereichen trocken, erhitzt und beginne unerträglich zu jucken, wenn die Kleidung daran scheuere oder er unbewusst kratze. Nachts trete Besserung ein. Ich riet ihm zu Einreibungen mit gekochtem Urin und empfahl, von dem Viertelharn auch zu trinken. In den ersten Tagen der Anwendungen bemängelte er ungeduldig, dass die Einreibungen nur vorübergehende Besserung brächten. Mit Sprüchen wie: Urin und Geduld heilen alles, ermunterte ich ihn zum Durchhalten. Nach etwa zwei Wochen war er beschwerdenfrei und zusätzlich auch den hartnäckigen **Fußpilz** los.

◆

Zum Abschluss des Berichtsteils möchten wir meine Spanischlehrerin in Teneriffa zu Wort kommen lassen. Nach fast zwanzigjähriger Leidensgeschichte erfuhr sie durch die Urintherapie binnen weniger Wochen Erlösung von Rollstuhl und Krücken:

Ich bin Jahrgang 1939. Meine gesundheitliche Talfahrt begann 1978 und endete 1998 durch die Urintherapie.

Ich war damals stark belastet und beruflich gefordert und litt unter heftigen Rückenschmerzen. Meine Ärztin überwies mich zum Orthopäden. Nach den Aufnahmen öffnete er die Kabinentür, hinter der ich mit angezogenen Beinen auf der Bank hockte und auf die Eröffnung des Röntgenbefundes wartete. Seine ersten Worte waren: „Dass Sie so sitzen können, ist eigentlich nicht möglich. Im Röntgenbild sieht Ihre Wirbelsäule aus wie die einer

weit über Sechzigjährigen.“ Auf meine bange Frage, wie ich denn geheilt werden könne, antwortete er nur, ich müsse mich mit dem Zustand abfinden. Zu mehrfachen Operationen gäbe es keine Alternativen.
Er wird das nicht beabsichtigt haben, aber seine Worte waren niederschmetternd. Von da an nisteten sich unbewusst Zweifel ein. Ich glaubte nicht mehr an mich und begann, „vor mich hin zu degenerieren“.

Es begann ein jahrelanger „Röntgenmarathon“. Die Diagnose lautete: **Chronische Polyarthrose** und in deren Gefolge Migräne, Hämorrhoiden, Osteoporose, Halux Valgus (Deformation des Großzehengrundgelenks), Knochenbrüche, verrutschte Bandscheiben, Nierenkoliken, Gallensteine, Herzbeschwerden, entzündete Mandeln, Erkältungen, Veränderung der Sehschärfe und anderes mehr. Zusammengerechnet habe ich fast sieben Jahre meines damaligen Lebens in Krankenhäusern und Kurkliniken zugebracht. Über weite Phasen war ich auf einen Rollstuhl und Krücken angewiesen. Schließlich wurde ich als „austherapiert“ in eine psychosomatische Kurklinik überwiesen – Psychoanalyse als letzter Versuch. Sie brachte mir wertvolle Einsichten aber am Schluss, nach fünfmonatigem Aufenthalt, stand die Erkenntnis, dass ich unrettbar verloren war: Alles, was mit mir unternommen worden war, hatte kaum eine einstündige Linderung geschweige denn eine Heilwirkung gehabt.

Doch die junge Ärztin, die mich betreute, rüttelte mich wach. Im psychotherapeutischen Abschlussgespräch machte sie mir eindrücklich klar, dass nur ich mir jetzt noch helfen könne. Wenn ich denn wirklich Abhilfe wolle und bereit sei, die Verantwortung für meinen Zustand zu übernehmen, könne mir die Urintherapie helfen. Sie gab mir die Bücher von John W. Armstrong, Carmen Thomas und Coen van der Kroon und ich begann noch unter ihrer Betreuung meinen Urin zu trinken. Die alten Vorurteile, dass das doch wohl Dreck und Abfall sei, kamen an die Oberfläche. Und nach dem ersten, furchtbar schmeckenden Schluck, erbat ich einen dringenden Termin bei ihr. Sie riet mir, nicht aufzugeben, sondern kleine Mengen Urin mit Orangensaft zu mischen. Ich tat, wie mir geheißen, und fand das Urintrinken dann sehr schnell nicht mehr „unmöglich". Doch von Erleichterung im Schmerzhaushalt – keine Spur!

Ein Pfleger gab mir das Buch von Dr. Hasler „Die Apotheke in uns". Dort las ich den Hinweis auf Urininjektionen. Man könne den frisch ausgeschieden Urin auch sofort wieder injizieren. Urin sei im Mittelstrahlbereich absolut steril. Ich konsultierte die junge Ärztin noch einmal, ich war inzwischen nach Hause entlassen worden. Sie meinte, das könne gefährlich werden. Man müsse den Urin erst sterilisieren, usw. Mein anthroposophischer Hausarzt sah auch Probleme, wollte den Urin verdünnen, sterilisieren und potenzieren. Mit einem Augenzwinkern ließ er mir aber zeigen, wie man Spritzen setzt.

Da entschloss ich mich wirklich, wie mir ja auch geraten worden war, die Verantwortung für mich in die eigenen Hände zu nehmen. Ich besorgte mir Diabetikerspritzen, die haben ganz feine Nadeln. Die erste Injektion setzte ich mir in meine wild schmerzende rechte Hüfte. Laut Röntgenbefund war der Verschleiß der Knorpelschicht in der linken Hüfte viel weiter fortgeschritten, aber sie schmerzte nicht annähernd so wie die rechte.

Abgelenkt durch die nach fünfmonatigem Kuraufenthalt zu Hause auf mich einstürmenden vielfältigen Probleme, vergaß ich die Urininjektion. Nach etwa einer Woche, kam mir zu Bewusstsein, dass ich gar keine Schmerzen mehr hatte. Wie war das möglich? Ach ja, die Urininjektion! Konnte das wirklich sein? Ich hatte kein Schmerzmittel mehr genommen, allerdings meinen Urin weiter getrunken. Vorsorglich, man konnte ja nicht wissen, setzte ich mir noch eine Spritze. Dieses Mal in den linken Hüftmuskel. Oh Wunder, es tat wirklich nichts mehr weh. Ich versuchte mich vorsichtig im Laufen. Schritt für Schritt. Vom Tisch zum Schrank zur Toilette. Es ging- ich ging! Ohne Rollstuhl, ohne Krücken!

Seit 1998 bin ich gesundheitlich vollständig rehabilitiert. Ich kann wieder tanzen, wandern, laufen, springen, joggen, putzen, schwimmen, tauchen, Tennis spielen und wieder lachen. Ich bin wieder, wie in jungen Jahren, ohne Schmerzen und ohne Bewegungseinschränkungen, bin wieder zu Hause in meinem Körper und in meinem Leben! Meinem Körper, den ich heute als heiliges Geschenk betrachte, zolle ich meinen täglichen Dank. Ich danke auch immer und immer wieder meinen Nieren, die mir ein so großartiges neues Leben gegeben haben.

Ich trinke regelmäßig meinen Morgenurin und setze mir etwa alle zwei Monate eine Urininjektion. Mit meinem Urin habe ich ein göttliches Geschenk an die Hand bekommen, das mir jedes Problem lösen hilft - physisch wie psychisch.

Und noch etwas habe ich in den leidvollen 20 Jahren gelernt: In dem Augenblick, wo der Mensch Verantwortung für sich selbst übernimmt und sich nicht mehr auf andere stützt, beginnt Heilung. Ich bin ein Beispiel für die sagenhafte wunderbare Heilkraft „Eigenverantwortung“, die in einem jeden von uns wohnt. Jeder kann sie entdecken und in sich zur Wirkung bringen.

Kapitel III
Der Urin

Was ist Urin?

Urin und Stuhl sind Tabus. Das ist ihre einzige Gemeinsamkeit, abgesehen von dem gelegentlich befremdlichen Geruch, der aber beim Urin wie beim Stuhl und allen anderen Körperabsonderungen ganz wesentlich eine Frage der Ernährung ist.

Urin ist keine Fäkalie!

Stuhl besteht aus unverdaubaren Nahrungsbestandteilen. Er ist auch beim gesunden Menschen reichlich verkeimt und nicht selten parasitär durchsetzt.

Urin besteht aus verdauten, vom Körper bereits für sich aufgeschlüsselten Nahrungsbestandteilen. Er ist, solange er sich in der Blase befindet, beim gesunden Menschen keimfrei.

Urin ist erst recht nicht giftig! Bevor der mit den Nährstoffen angereicherte Blutstrom durch die Niere fließt, wird er in der Leber entgiftet. Diese Gifte werden über den Darm ausgeschieden.

Die Blase ist kein Abfalleimer. Sie ist ein Überlaufgefäß, in das die Nieren all das an Stoffen und Flüssigkeit abgeben, was aktuell im Körper, und daher im Blutstrom, nicht gebraucht wird. Das ist, wenn man den Menschen isoliert betrachtet, Verschwendung, aber dies ist nicht der Blick der Leben spendenden und erhaltenden Natur. Die Natur wirkt in Kreisläufen, in denen sich die unterschiedlichsten, nach dem Prinzip des Fließgleichgewichts (Homöostase) gebildeten „Nahrungsverwerter“ befinden – zwischen ständigem Zufluss und Abfluss die scheinbar(!) statischen Formen, die Geschöpfe: Pflanzen, Tiere, Menschen, Umwelt. Und was vom einen abfließt, fließt dem anderen zu. Im Fall des Urins können Sie es beruhigt auch selbst wieder verwenden, zumindest Teilmengen; beim Blut haben wir dabei ja auch keine Hemmungen.

Wie wird Urin gebildet?

Der Urin wird in der Niere aus dem in der Leber entgifteten Blut gefiltert. Man unterscheidet dabei den Primärharn, der wieder in den Blutkreislauf zurückgelangt und den Sekundärharn. Der Sekundärharn ist der Teil des Primärharns, der in die Blase abgesondert und bei der Urintherapie verwendet wird.

Im menschlichen Körper kreisen durchschnittlich 5 Liter Blut. Blut besteht zu ca. 44 % aus den Blutzellen oder Blutkörperchen, die restlichen 56 % sind Blutplasma. Das Plasma wiederum ist zu 90 % Körperwasser, d.h. Wasser, das der Körper bereits auf sich umstrukturiert und um-informiert hat. Die restlichen 10 % entfallen auf die darin gelösten Bestandteile, u.a. viel Eiweiß für Wachstum und Baustoffwechsel, Fett, Traubenzucker, Kochsalz und andere Mineralsalze sowie Antikörper, Hormone als Botenstoffe und eine Unzahl anderer lebenswichtiger Stoffe. Etwa 300mal pro Tag durchströmt die gesamte Blutmenge beide Nieren, insgesamt also ein Tagesdurchfluss von ca. 1500 Litern.

Etwas mehr als ein Fünftel des Plasma-Anteils wird in den Nierenkörperchen heraus filtriert, der bereits erwähnte Primärharn. Er besteht aus Körperwasser und darin gelösten Stoffen. Täglich werden etwa 180 Liter Primärharn gebildet. Dessen Zusammensetzung entspricht der des Blutplasmas, wenn man von im Einzelnen hier nicht interessierenden Makromolekülen absieht, die normalerweise zurückgehalten werden.

Auf dem Weg durch die Nierenkanälchen werden aus dem Primärharn die darin befindlichen Stoffe, soweit sie benötigt werden, sowie etwa 99 Prozent des Wassers zurück in die Blutbahn resorbiert. Der Rest, beim gesunden Erwachsenen nur noch etwa ein Prozent des Primärharns, etwa 1,8 Liter täglich, wird im Nierenbecken gesammelt und gelangt von dort als Sekundär- oder Endharn in die Harnblase. Er wird als Urin ausgeschieden, das meiste über Tag, etwa 20 – 25 % in der Nacht.

Der oben beschriebene Prozess der Urinbildung dient der Abstimmung des Flüssigkeitshaushaltes und der Blutzusammensetzung auf die jeweiligen Bedürfnisse des Organismus. Was an Wasser und Inhaltsstoffen aktuell nicht gebraucht wird, wird in die Blase abgesondert. Urin ist mithin nichts anderes als konzentriertes Blutplasma.

Der pH-Wert des Urins liegt bei normaler Ernährung zwischen 5,0 und 7,5, also im schwach sauren Bereich. Eine einzelne pH-Messung des Urins hat aber nur eine bedingte Aussagekraft, da der pH-Wert täglichen starken Schwankungen unterworfen ist. Eiweißreiche Ernährung verschiebt den pH-Wert in Richtung sauer, während Gemüse eine Verschiebung ins basische Milieu bewirkt.

Bis einschließlich der Lagerung in der Blase ist der Urin beim gesunden Menschen steril. Er nimmt erst Keime auf, wenn er beim Wasserlassen die Harnröhre durchfließt, denn die untere Harnröhre ist auch beim gesunden Menschen nicht keimfrei. Daher die Anweisung, nur den Mittelstrahl zu verwerten, d.h. zunächst mit einem kräftigen Strahl die Harnröhre zu reinigen, dann erst den Urin für die Anwendungen aufzufangen und auch einen guten Rest wieder ins Toilettenbecken fließen zu lassen.

Bei gesunder, ausgewogener Ernährung, maßvollem Umgang mit Salz und ausreichendem Wasserkonsum (über den Tag verteilt 2 – 3 Liter) riecht frischer Urin nach Brühe und schmeckt auch so. Je ungesünder wir uns ernähren, umso unangenehmer werden auch Geruch und Geschmack des Urins. Im Urin zeigt die Nahrung ihr wahres Gesicht! Eigenharnkonsum ist daher ein hervorragender Motivator und Mahner zu einer gesunden Ernährung. Du bist, was du isst und trinkst! Solche Einsichten halten bei uns allerdings nicht lange, wenn sie nicht von rasch spürbaren Erfahrungen flankiert werden. Eine solche rasche Erfahrung ist der Morgenurin! Wenn Sie ernsthaft mit dem Eigenharnkonsum beginnen, werden Sie schon nach dem ersten Glas Urin eine Verhaltenskorrektur beim Essen einleiten, als erstes beim Salz und recht bald auch bei Art und Qualität der Speisen und Getränke.

Bestandteile des Urins und ihre Heilwirkungen

Bis heute, so schrieben wir im Jahr 2010, sind weit über tausend Bestandteile des Urins bekannt und wissenschaftlich erforscht. Es wird dabei nicht bleiben, da sich die Analysemethoden ständig verfeinern und Urin so komplex ist wie der Mensch, der ihn produziert. Inzwischen boomt die kommerzielle Nutzung und Erforschung des Urins und hat über zweitausend weitere Inhaltsstoffe zutage gefördert. Chinesischen Forschern ist es sogar gelungen, aus menschlichem Urin Zellen zu extrahieren, die sich in pluripotente[16] Stammzellen und sodann in Gehirnzellen umwan-

[16] „Pluripotente Stammzellen“ sind Zellen, die sich zu jedem Zelltyp eines Organismus differenzieren können.

deln lassen[17]. Damit ist eine Möglichkeit geschaffen, den ethisch fragwürdigen Zugriff auf embryonale Stammzellen zu umgehen. Man kann mit ruhigem Gewissen sagen, dass Urin die meist untersuchte Körperflüssigkeit ist und immer schon war. Die amerikanische Autorin Martha M. Christy hat eine imponierende Fülle wissenschaftlicher und klinischer Untersuchungen über die Heilwirkungen des Urins und seiner Inhaltsstoffe zusammengetragen. Die Auswahl trägt auch den Interessen und dem Verständnis eines Anwenders ohne medizinische Vorkenntnisse Rechnung. Wer dazu detaillierte Information sucht, findet sie in ihrem Buch „Selbstheilung mit Urin".

Der 24-Stunden-Harn eines gesunden Erwachsenen enthält insgesamt etwa 50 g gelöste Stoffe:

- 20 g Harnstoff
- 2 g Aminosäuren
- 1,2 g Kreatinin
- 0,5 g Harnsäure
- 0,5 g Zitronensäure
- 0,5 g reduzierende organische Verbindungen (Vitamin C, max. 0,07 g Glucose, u.a.)
- 0,06 g Proteine sowie
- etwa 25 g anorganische Salze

Bei den anorganischen Salzen überwiegen Natrium- (Na^+), Kalium- (K^+) und Chlorid-Ionen (Cl^-). Es wird also vor allem Kochsalz (NaCl) und Kaliumchlorid (KCl) ausgeschieden. In kleineren Mengen enthält der Harn aber auch Calcium- (Ca^{2+}), Magnesium- (Mg^{2+}), Phosphat- (PO_4^{3-}) und Sulfat-Ionen (SO_4^{2-}) sowie Ammoniak (NH_3) bzw. Ammoniumionen (NH_4^+). Beim gesunden Men-

[17] http://www.heilpraxisnet.de/naturheilpraxis/urin-zellen-in-gehirnzellen-umgewandelt-9016450.php

schen und bei normaler Ernährung ist der Harn schwach sauer, der pH-Wert schwankt innerhalb von 24 Stunden zwischen 5,0 – 7,5.

Dies nur zur Illustration einiger wichtiger Werte. Zur Eigenharntherapie wird der Urin als Ganzes verwendet und nicht einzelne isolierte Harnbestandteile - dies mit naturheilkundlichem Bedacht: Das Ganze ist mehr als die Summe seiner Teile. Diese auf Aristoteles zurück gehende Erkenntnis gilt auch für den Urin: Urin ist mehr als Wasser plus die darin gelösten stofflichen Komponenten. Wir gehen auf die einzelnen Bestandteile des Urins in diesem Buch nur so weit ein, wie dies zur Darstellung seiner therapeutischen Wirkungen notwendig ist.

Im Urin ist alles, was auch in der täglichen Nahrung enthalten ist, allerdings mit einem wesentlichen Unterschied: Die Nahrung, die wir täglich zu uns nehmen, ist für unseren Organismus zunächst ein Fremdkörper. Um damit arbeiten zu können, muss sie aufgeschlossen und umstrukturiert werden, oder, betrachtet man die Prozesse im Organismus als komplexes Informationsgeschehen: Aus Fremdsprache muss erst einmal Muttersprache werden, bevor der Organismus die Information der Nahrung verarbeiten kann. Diese Übersetzungsarbeit, diese Umgestaltung der Nahrung vom Fremdkörper zum körpereigenen Stoff, erfordert einen hohen Energieaufwand. Er ist alters- und geschlechtsunabhängig und macht durchschnittlich 8 - 15% des täglichen Energieumsatzes aus; nach einer proteinreichen (eiweißreichen) Mahlzeit ist er ca. doppelt so hoch wie nach einer energetisch gleichwertigen kohlenhydrat- oder fettreichen Mahlzeit. Die Bestandteile des Urins haben diesen Umstrukturierungsprozess bereits durchlaufen, sind körpereigene Stoffe und können ohne erneuten Energieaufwand vom Organismus wieder verwendet werden. Dies ist besonders für einen von Krankheit geschwächten Körper von Vorteil, der je nach Art und Fortschritt der Erkrankung oft die

Energie zur Umformung der Nahrung nicht mehr zur Verfügung stellen kann. Hier hilft der Eigenurinkonsum, dem Substanzverlust und Verfall entgegen zu wirken. Aber auch für den Gesunden ist es von Vorteil, Energie zu sparen, es hält jung und leistungsfähig.

Im Urin ist alles, was der Körper grundsätzlich immer braucht, was aber z.Zt. des aktuellen Durchflusses des Primärharns durch die Nieren im Organismus situativ nicht benötigt wird: Stickstoff, Harnstoff, Aminosäuren, Schwefelsäure, Mineralien, Hormone, Fermente, Vitamine, Antikörper und vieles mehr.

Die **Stickstoffgruppe** ist das Endprodukt des Eiweißstoffwechsels. Die Hauptstickstoffkomponenten im Urin sind Harnstoff (Urea), Harnsäure, Purinbasen, Aminosäuren, Ammoniak und Kreatinkörper. Stickstoff ist essentiell für alle Pflanzen und Tiere. Alle tierischen Organismen gewinnen ihn aus der Nahrung. Im Körper eines Erwachsenen mit einem Durchschnittsgewicht von 70 kg sind knapp 2 kg Stickstoff enthalten. Die täglich mit dem Harn auszuscheidende Stickstoffmenge hängt vom Eiweißgehalt der konsumierten Nahrung ab und schwankt zwischen 3,6 und 17,0 g. Unser Organismus ist imstande, den mit dem Urin ausgeschiedenen Stickstoff wieder zu verwerten – mit all den oben geschilderten Vorteilen der bereits stattgefundenen Umstrukturierung in einen „eigenen" Stoff. Gleiches gilt für die in diesem Zusammenhang ebenfalls wichtigen **Aminosäuren,** von denen wir auf diesem Weg täglich 2 – 3 g ausscheiden, im Krankheitsfall bisweilen auch bedeutend mehr. Sportler, Bodybuilder, Menschen, die schwere körperliche Arbeit verrichten, kurz alle, die zum Muskelaufbau Wert auf eine positive Stickstoff- und Amino-Bilanz legen, tun gut daran, bei jeder Harnausscheidung etwa ein halbes bis ein Glas davon zu trinken. Auch Menschen, die sich eiweißarm ernähren müssen, oder all diejenigen, die eine vegetarische Ernährung bevorzugen und auf ausreichende Eiweißzufuhr achten müssen, sind damit gut beraten. Mit einer eiweißarmen Diät kann das Fortschreiten einer Nierenerkrankung verlangsamt werden. Auch im Falle einer stark eingeschränkten Funktion der Leber ist eine Eiweißreduktion hilfreich. Der mit dem Urin ausgeschiedene Stickstoff und die im Urin befindlichen Aminosäuren erlauben es, die Menge der fremdeiweißhaltigen Nahrung zu verringern, ohne dass der Organismus Schaden erleidet. Wer täglich zwei- bis dreimal ein Glas seines Harns trinkt, wird rasch merken, dass sein Bedürfnis nach Eiweißnahrung abnimmt.

Der Hauptteil des Stickstoffs wird mit dem **Harnstoff (Urea)** ausgeschieden. Die tägliche Harnstoffmenge im Urin liegt im Durchschnitt bei 30 g. Harnstoff ist mit Abstand der bestuntersuchte und vermarktete Bestandteil des Urins. Seit alters her ist seine Nützlichkeit bekannt. Harnstoff fördert die Verdauung ganz allgemein - was der Fall meiner Haushaltshilfe eindrücklich gezeigt haben dürfte - und insbesondere auch die Eiweißverdauung. Exogener und endogener, also fremder und eigener, Harnstoff wurden erfolgreich zur Stimulierung der Synthese von Eiweiß bei Gesunden und bei Urämie-Patienten eingesetzt[18]. Er ist ein natürliches Diuretikum (harntreibendes Mittel) und bei allen Erkrankungen hilfreich, die mit Stauungserscheinungen einhergehen. Anders als synthetisierte (künstlich hergestellte) Diuretika ist Urin ein intelligentes Entwässerungsmittel, er entwässert nur da, wo sich Wasser im Körper staut. Diese Intelligenz besitzen synthetisch hergestellte Entwässerungsmittel nicht. Wo immer sie auf Wasser treffen, entziehen sie es dem Gewebe, auch da, wo es gebraucht wird. Dadurch können sie außerordentlich unerwünschte Begleiterscheinungen haben bis hin zur Beeinträchtigung der Gehirnfunktion. Beim Urin besteht die Gefahr nicht. Harnstoff ist klinisch erfolgreich eingesetzt worden unter anderem bei übermäßigem Flüssigkeitsdruck auf Gehirn und Rü-

[18] Christy, S. 132

ckenmark, zur Regulierung des Augeninnendrucks, bei prämenstruellem Ödem, chronisch überhöhter ADH-Sekretion (ADH = Anti-Diuretisches-Hormon, welches von der Hirnanhangdrüse zur Regulierung des Wasserhaushaltes gebildet wird).[19] Einer der klinischen Anwender, Prof. Javid, Neurochirurg am medizinischen Institut der Universität von Wisconsin, hat Harnstoff als eines der nützlichsten nicht-elektrolytischen Diuretika bezeichnet, dessen Wirksamkeit sich auch nach langer Verabreichung nicht vermindert.[20] Wegen seiner antiseptischen Wirkung wird Harnstoff seit unvordenklichen Zeiten bei der Wundheilung angewendet. Er heilt nicht nur, sondern wirkt auch dem bei absterbendem Gewebe und bei Geschwüren oft unerträglichen Geruch entgegen. Mancher Soldat verdankt ihm, dass er mit heilen Gliedmaßen aus dem Krieg heimgekehrt ist, weil naturheilkundige Sanitäter, Front- und Lazarettärzte um die Wirkung des Harnstoffs wussten und Urin zur Desinfektion und Wundbehandlungen aller Art sowie zur Bekämpfung des Wundbrandes einsetzten. Selbst bei Amputationen wurde mit Urin erfolgreich sterilisiert und die Wundheilung beschleunigt. Sie sind daher immer gut beraten, Verletzungen mit Entzündungsgefahr sofort mit Urinauflagen zu behandelt, um einer Sepsis (Blutvergiftung) vorzubeugen.

Und ein weiterer Vorteil: Urin heilt, ohne Narben zu hinterlassen. In der modernen Medizin ist dies ein aus der Pränatalchirurgie (Chirurgie am ungeborenen Kind) bestens bekanntes Phänomen. In dieser frühen Lebensphase waren wir alle schon einmal Eigenurin-Konsumenten, denn im Mutterleib schwimmen wir im Fruchtwasser in unserem eigenen Urin. Vorgeburtliche Operationen sind nach der Geburt nicht mehr zu erkennen, sie verheilen im urinangereicherten Fruchtwasser ohne Narben zu hinterlas-

---

[19] Christy, S. 116 ff., 185
[20] Christy, S. 119

sen. Auch meine (Helga Schuler) schwere Kopfplatzwunde hat, nur mit Urinauflagen behandelt, keine Narbe hinterlassen. Selbst alte unansehnliche Narben können mit Urineinreibungen noch kosmetisch günstig beeinflusst werden. Diese Erfahrung habe ich sowohl mit einer eigenen alten Operationsnarbe als auch bei einigen Patienten gemacht, die nach längerer Zeit der Eigenurintherapie berichteten, dass sich alte, wulstige Narben geglättet hätten. Hierfür braucht man allerdings einen langen Atem, ein solcher Erfolg stellt sich insbesondere bei älteren Patienten und schon recht alten Narben nicht von heute auf morgen ein.

Aus der Hautheilkunde ist der Harnstoff nicht mehr weg zu denken. Neben seiner antibakteriellen und fungiziden Wirkung hat er sich als der einzige verlässliche und nebenwirkungsfreie Feuchtigkeitsspender für die Haut erwiesen. In diesem Zusammenhang hat ihn auch längst die kosmetische Industrie entdeckt. Da er heute synthetisch hergestellt werden kann, sollte man allerdings genau hinschauen, welcher Herkunft die in dem Produkt enthaltene Urea (Harnstoff) ist. Diazolidinyl- und Imidazolidinyl-Harnstoff/Urea sind Formaldehyd-Abspalter. Zu Formaldehyd führen Harmening/Haas[21] unter Berufung auf Öko-Test[22] aus:
„Ein farbloses, giftiges Gas - ein Reizstoff und Krebserreger. In Kombination mit Wasser findet Formaldehyd als Desinfektionsmittel, als Fixierungsmittel oder Konservierungsmittel Verwendung. Formaldehyd ist in vielen kosmetischen Produkten und vor allem in herkömmlichen Nagelpflegesystemen enthalten. Schon in geringen Mengen reizt dieser krebsverdächtige Stoff Schleimhäute und kann Allergien auslösen. Zudem lässt er die Haut altern."

---

[21] Wenn das Shampoo krank macht, Zeitenschrift Nr. 40, 2003, S. 19 ff.
[22] Heft 6, 2001

Man wählt am besten ein Produkt, das natürlichen Harnstoff, urea pura, enthält. Aber warum fremden Harnstoff auf die Haut reiben? Man ist mit dem eigenen Urin in jeder Hinsicht auf der besseren Seite. Aber das riecht doch! Nein, muss nicht sein, doch davon später im praktischen Teil.

Experimentell und klinisch belegt ist ferner, dass Harnstoff nicht nur mit Bakterien und Pilzerkrankungen fertig wird, sondern auch mit Viren.[23] Betupfen Sie Herpesbläschen mit Urin und machen Sie nachts Urinauflagen, das lindert den Juckreiz und beschleunigt die Heilung.

Auch die mit dem Harnstoff (eine Fixation des Ammoniaks) nicht zu verwechselnde **Harnsäure** (ein Abbauprodukt der Purine), die allgemein als ein unerwünschtes Stoffwechselprodukt angesehen wird, das Gicht verursachen kann, ist besser als ihr Ruf. Forscher der Universität Berkeley haben bereits in den 80iger Jahren entdeckt, dass Harnsäure köperschädliche Chemikalien, die sog. freien Radikale, zerstört.[24] Sie kommen in der Nahrung, dem Wasser und der Luft vor und zählen zu den Ursachen des Alterungsprozesses, des Versagen des Immunsystems und von Krebs.

Urin ist ein hervorragendes Lösungsmittel[25], denn er hat eine niedrige **Oberflächenspannung**, ein geringeres **spezifisches Gewicht** als Blut und enthält zahlreiche **ätherische Schwefelsäuren** und **Enzyme** (z.B. Urokinase). Eingenommen oder/und als Umschlag appliziert, verflüssigt Urin eingedickte Körpersäfte wie Thromben und Schleimansammlungen und löst sklerotische Ablagerungen im Gefäßsystem. Wir erinnern an den im autobiographischen Teil berichteten Fall der hoch betagten Patientin,

---

[23] Christy, S. 97
[24] Christy, S. 33
[25] Malachow, S. 58 f.

die mit Urinwickeln erfolgreich eine Thrombose im Unterschenkel kuriert hat. Seit alters her wird von Erfolgen mit Urin sogar bei der Beseitigung von Verstopfungen in Leber und Galle berichtet. Diese Verstopfungen werden durch die wachsartigen Konglomerate von oft beträchtlicher Größe verursacht, die bei der Leberreinigung[26] nach Hulda Clarck nicht selten zu Hunderten ausgeschieden werden. Auf die Leberreinigung werden wir im praktischen Teil eingehen.

Medizinische Studien haben inzwischen gezeigt, dass nicht nur im Blut, wie man früher glaubte, sondern auch im Urin natürliche **Antikörper** enthalten sind, die sowohl über Injektionen mit Eigenurin als auch durch Trinken des Eigenharns wirksam werden können.[27] Als körperspezifische (vom eigenen Körper hergestellte) Antikörper schließen sie alle Risiken aus, die ein im Labor hergestellter Impfstoff birgt. Seit alters her setzt die Volksheilkunde z.B. Eigenharn mit Erfolg bei Diphterie ein. Klinischen Studien amerikanischer Ärzte aus dem Jahr 1962 haben im Urin von Patienten nach entsprechenden Erkrankungen Antikörper gegen Salmonellen, Leptospiren, Polio, Diphterie, Lungenentzündungen, Typhus und Cholera gefunden.[28] Schützen Sie sich also durch Eigenharnkonsum z.B. gegen die nächste Grippe. Ihr Körper weiß, welcher Virus im Umlauf ist, die Grippeimpfung dagegen spielt russisches Roulette. In gleicher Weise können Sie sich durch tägliches Urintrinken gegen alle im Umlauf befindlichen Erreger wappnen. Bei allen Krankheitserregern, die Sie in Ihrem Umfeld aufnehmen, gibt Ihr Körper die Information sofort an Ihr Immunsystem weiter, das dagegen die entsprechenden Abwehr-

---

[26] Für Anfänger empfiehlt sich vor der Leberreinigung die Lektüre des Buches von Andreas Moritz, Die Wundersame Leber- & Gallenreinigung, 2. Auflage, Voxverlag, Bad Lausick, 2009

[27] Christy, S. 129 ff., m. w. N.

[28] Christy, S. 129 ff., 218

stoffe bildet, die dann auch in Ihren Urin gelangen. Urintrinken bedeutet daher eine umfassende tägliche „Schluckimpfung“.

Wegen der stimulierenden Wirkung auf das Immunsystem, wurde die Eigenurintherapie von Referenten der Zweiten Weltkonferenz über Urintherapie vom 13. bis 16. Mai 1999 in Gersfeld auch als Erfolg versprechende Begleittherapie bei der Krebsbehandlung vorgestellt. Wenn Tumorzellen im Köper vorhanden sind, dann ist der Urin auch davon informiert und enthält vom Organismus dagegen gebildete Antikörper, die die Immunreaktion gegen die Tumorzellen ankurbeln. Wenn man diesen Gedanken weiter verfolgt, ist der Eigenharnkonsum auch eine wirkungsvolle und nebenwirkungsfreie Krebsprophylaxe.

Die Steigerung der Immuntoleranz ist nicht allein auf die Wirksamkeit der im Urin enthaltenen Antikörper zurückzuführen. Bei klinischen Studien zur Infektionsbekämpfung mit der Urintherapie bei Kindern ist beobachtet worden, dass nach der Therapie der vorher deutlich reduzierte T-Zellen-Bestand wieder regeneriert war.[29] T-Lymphozyten, oder einfach T-Zellen, sind eine Gruppe der weißen Blutkörperchen und ein wichtiger Bestandteil des Abwehrsystems des Körpers. Sie entstehen im Knochenmark und wandern zur Thymusdrüse. Dort werden die Abwehrzellen dann eingehend geschult und für ihre bevorstehenden Aufgaben als "Killerzellen", "Helferzellen", "Gedächtniszellen" und "Regulatorische T-Zellen" ausgebildet. Nach der Pubertät bildet sich die Thymusdrüse allmählich zurück. Die T-Lymphozyten werden dann im Bedarfsfall in den sekundären lymphatischen Organen, den Lymphknoten und der Milz, kopiert. Es hat den Anschein, dass Urin nicht nur im thymusaktiven Zeitraum die T-Zellenproduktion ankurbeln kann. Christy[30] refe-

[29] Christy, S. 168
[30] S. 236

riert den Fall eines Aids-Patienten, bei dem nach viermonatiger Eigenurintherapie fast eine Verdoppelung des T-Zellen-Bestandes (von 285 auf 489) festgestellt wurde. Diese Erfahrung kann ich (Helga Schuler) aus meiner eigenen Praxis bestätigen. Seit Jahren kenne ich einen Aids-Patienten, der mit der Urintherapie (frischer und gekochter Urin) und naturheilkundlichen antiparasitären und antiviralen Mitteln seine T-Helferzellen – mit gelegentlichen Schwankungen bei Erkältungen und ähnlichen gewöhnlichen Infekten – in der Norm hält.

Auch dieses Geschehen um die Ankurbelung der T-Helferzellen-Produktion ist für die Krebsvorbeugung und Krebsbekämpfung von essentieller Bedeutung. Dr. Kamataro Sano, MD, Yamanash-Ken, Japan, hat dazu auf der bereits erwähnten Zweiten Weltkonferenz über Urintherapie ausgeführt[31]:
„ Zum Beispiel enthält er (der Urin) .... Leucophenol, das die natürlichen Killerzellen (NK) im Blut vermehrt, Prostaglandin, das fähig ist, Krebszellen zu zerstören und CDA II, das die Krebsmetastasierung hemmt, indem es mit den Methylgruppen der Krebszelle reagiert."

Prof. Ryoichi Nakao, MD, MCL-Institut, Tokyo, Japan, referierte in dem Zusammenhang über einen zweiten Wirkmechanismus[32]: In einem japanischen und einem amerikanischen Labor wurden Ende der Neunzigerjahre Sensorzellen im Bereich der Kehle nachgewiesen, die die unterschiedlichen Krankheitstypen erkennen und das Immunsystem dagegen mobilisieren können. Bildlich gesprochen wird alles, was in unseren Verdauungstrakt gelangt, in unserer Kehle über einen Scanner gezogen, der die gewonnenen Informationen ans Nerven- und Immunsystem wei-

---

[31] Programmheft der Zweiten Weltkonferenz über Urintherapie, Amsterdam 1999, S. 112

[32] Programmheft der Zweiten Weltkonferenz über Urintherapie, Amsterdam 1999, S. 91

tergibt, wo dann die erforderlichen Reaktionen des Organismus in die Wege geleitet werden. Urin kann man als eine Kopie des menschlichen Organismus ansehen, die die Sensorzellen über alles informiert, was im Körper von statten geht, also auch über alle akuten oder schlummernden Krankheitsprozesse. Daraus kann man ableiten, so Prof. Nakao, dass der ausgeschiedene und wieder getrunkene Eigenurin über die Information der Sensorzellen die Vermehrung der Killerzellen gegen etwa im Körper befindliche Tumorzellen und Krankheitserreger bewirkt.

Auch bei Allergien aller Art hat sich Eigenurin bewährt. Dies belegen zahlreiche klinische Studien aus den achtziger Jahren.[33] 1981 hat Linscott[34] dies für Urininjektionen nachgewiesen: Allergische Reaktionen werden durch weiße Blutkörperchen ausgelöst, die Stoffe attackieren, auch wenn sie keine Bedrohung für den Körper darstellen, sog. Antigen-Rezeptoren (AR). Werden diese AR, die sich auch im Urin von Allergikern finden lassen, zurück in den Körper injiziert, entwickelt dieser gegen sie Antikörper, die die allergische Reaktion unterbinden.

Eine Pilotstudie an fünfundzwanzig Patienten hat bestätigt, dass der Effekt nicht nur bei Eigenharn-Injektionen eintritt, sondern dass auch die orale Verabreichung des Urins von hoher autoimmuntherapeutischer Wirkung ist.[35] Hat man eine Allergie gegen bestimmte Substanzen, gelangen die vom Körper dagegen hergestellten Antikörper mit dem Plasma auch in den Urin, mit dem man sich dann gegen die Allergie schützen kann.

Machen Sie beim nächsten Heuschnupfen den Test. Ziehen Sie beim ersten Kribbeln Ihren frischen Urin durch die Nase und bestreichen Sie damit die Augen. Sie werden sehen, es wirkt sofort. Um die Allergie ganz zu überwinden, müssen Sie dann jedoch dran bleiben und den

---

[33] Vgl. Christy, S. 160 ff.

[34] Linscott, William D., Specific Immunologic Unresponsiveness, Basic & Clinical Immunology, 1981

[35] Christy, S. 169

Urin auch trinken. Wenn Ihr Körper nicht schon zu stark und von zu Vielem belastet ist, sind Sie die Allergie nicht selten in wenigen Tagen nebenwirkungsfrei (!) los. Trinken Sie dann weiter regelmäßig Ihren Morgenurin, haben Sie auch im nächsten Frühjahr nichts zu befürchten. In schweren Fällen sollte an Eigenurininjektionen gedacht werden.

Durch die Fülle von **Mineralien**, **Spurenelementen** (u.a. Chlor, Eisen, Jod, Kalium, Kalzium, Magnesium, Mangan, Natrium, Phosphor, Zink) und **Vitaminen** sowie die Flut von **hormonalen Substanzen** kann es der Urin mit jedem Tonikum (Stärkungsmittel) aufnehmen und diese noch übertreffen, da er in Zusammensetzung und Struktur bereits unser eigenes Tonikum ist. Immer wieder wird auch die Haarwuchs anregende Wirkung des Urins berichtet, die deutlich spürbare Energiezufuhr und Besserung von Schlafstörungen. Letzteres dürfte auf den von Christy[36] erwähnten „Faktor S“ zurück zu führen sein, eine von Wissenschaftlern der Harvard Universität und der Universität von Chicago entdeckte Substanz im Urin, die sich bei der Förderung gesunden Schlafs als besonders wirksam erwiesen hat. Viele Anwender berichten auch von einer deutlichen Aufhellung und Stabilisierung der Stimmung nach dem Beginn des Eigenharnkonsums. Dies kann einerseits mit der Verbesserung der Immunlage zusammenhängen. Forscher haben aber auch beträchtliche Mengen von Phenylacetat (PAA) im Urin entdeckt, das bei der Aufspaltung des Phenyläthylamin (PEA) entsteht. Urin scheint also die PEA-Produktion anzuregen und dadurch die Stimmung aufzuhellen, denn PEA-Unterproduktion geht mit allen charakteristischen Symptomen einer Depression einher.

Durch die zahlreichen Aufbaustoffe in Kombination mit dem Feuchtigkeit spendenden Harnstoff übertrifft der eigene Urin auch jedes Hautpflegemittel. Allein durch Urin habe ich meine

---

[36] Christy, S. 58 f.

durch die generalisierte psoriatische Neurodermitis zerstörte Haut nicht nur geheilt sondern auch den Alterungsprozess aufgehalten. Obwohl damals schon 43-jährig, habe ich heute mit 60 Jahren eine Haut, der man nicht nur von der Erkrankung nichts mehr ansieht, sondern die aussieht, als wäre sie seit damals nicht weiter gealtert. Auch Patientinnen, die erst in fortgeschritten Jahren und mit schon vom Alter gezeichneter Haut mit den Urineinreibungen begonnen haben, konnten bereits nach wenigen Wochen eine deutliche Verjüngung in Form besserer und anhaltender Durchfeuchtung und größerer Elastizität der Haut sowie Verminderung und Verringerung von Falten feststellen. Gleiches gilt für die Regeneration der Kopfhaut und des Haarwuchses. Die Autorin Dorothee Osterhagen berichtet:

„Ich hatte Zeit meines Lebens sehr dichtes Haar, nie habe ich meine Kopfhaut gesehen oder Regen auf der Kopfhaut gespürt. Einige Zeit nach Eintritt der Wechseljahre begann plötzlich der Haarausfall. Ich habe dem zunächst keine Beachtung geschenkt, bis ich eines Tages im Licht des Badezimmerspiegels meine Kopfhaut durchschimmern sah. Diesen ersten Schub habe ich sehr gut mit einem homöopathischen Komplexmittel, Crimax, in den Griff bekommen. Etwa fünf Jahre später kam der zweite Schub. Crimax erwies sich diesmal als wirkungslos. Einige Zeit später begann ich mit der Urintherapie. Das hielt den Haarausfall auf. Der Durchbruch kam allerdings erst Jahre später, als ich vom gekochten Urin erfahren hatte. Durch den gekochten Urin hat sich mein Haar inzwischen nahezu vollständig regeneriert."

Beim Haarausfall hat man es meist mit mehreren Faktoren zu tun: Hormonellen Veränderungen, stressbedingter Übersäuerung der Haut und dadurch begünstigter parasitärer Schädigung von Kopfhaut und Haarwurzeln und meistens ist auch eine Nierenschwäche beteiligt. Urin setzt synchron und erfolgreich bei allen drei Ursachen an.

All die vorgenannten Inhaltsstoffe und die mehr als tausend, die nicht im Einzelnen genannt und dargestellt worden sind, machen den Urin zu dem einzigartigen und unersetzbaren Stärkungs- und umfassend einsetzbaren Heilmittel, als welches er seit Jahrhunderten bekannt und im Gebrauch ist. Viele seiner Inhaltsstoffe sind heute isoliert, zunehmend auch synthetisch hergestellt, in einer Vielzahl von Medikamenten im Einsatz. Aber warum kaufen, was man in „der eigenen Apotheke" kostenlos bekommt? Isolierte sowie künstlich hergestellte Harninhaltsstoffe bergen Risiken durch Nebenwirkungen, weil sie nicht auf die jeweiligen Bedürfnissen des Organismus abgestimmt sind. Auch sind sie, wie bereits ausgeführt, immer Fremdkörper, die vom Organismus erst noch mit erheblichem Energieaufwand in einen eigenen Baustein umgearbeitet werden müssen. All dies entfällt beim eigenen Urin. Er hat außerdem einen unschätzbaren Informationsvorteil vor jeder ärztlichen Diagnose:

Unser Urin weiß über alles Bescheid, was sich in uns abgespielt, über das bereits Offenkundige bis hin zum noch Unerkennbaren aber schon unterschwellig Arbeitenden. Er ist der tägliche Fingerabdruck unserer Gesamtpersönlichkeit: Unserer körperlichen und seelischen Befindlichkeit und der dadurch veranlassten Reaktionen unseres Organismus. Er rückinformiert unser System vom psycho-physischen Gesamtgeschehen des Vortags, neutralisiert pathogene (krankheitsbedingte) Schwingungen und stellt die erforderlichen Antikörper zur Verfügung - in bereits passgenauer Form. Daher ist er zur Vorbeugung unersetzlich, zur Heilung in zahlreichen Fällen ausreichend und in allen Fällen ergänzend zu anderen naturheilkundlichen Medikamenten und Maßnahmen angezeigt.

Die energetischen Eigenschaften des Urins

Um diese Informationsübertragung an den Urin, die erneute Eingabe dieser Informationen durch den Urin in den Organismus und die Bedeutung dieses Rückinformationsgeschehen für die Gesundheit transparenter zu machen, müssen wir eine subtilere Ebene der Abläufe im Organismus und des Heilungsprozesses beleuchten: Die auf der Feinheitsskale unter dem Wirkstoff liegende energetische Ebene, die jenseits der Biochemie wirkende Biophysik. Jeder materielle Stoff ist in seiner Tiefenstruktur Energie, das gesamte biochemische stoffliche Geschehen im Organismus ist in seiner Tiefenstruktur energetischer Informationsaustausch. Diese biophysikalische Betrachtung ist erforderlich, um die potenzierte Heilwirkung des gekochten Urins erklären zu können, die Gegenstand des nächsten Kapitels ist.

Bei diesem Rückinformationsgeschehen spielt der Hauptbestandteil des Urins (ca. 90 %), das **Wasser**, eine wichtige, wenn nicht sogar die Hauptrolle. Urin als Ganzes ist vor allem auch deswegen mehr als die Summe seiner Bestandteile, sozusagen „die Quintessenz der Gesamtpersönlichkeit", weil er zum ganz überwiegenden Teil lebendiges Körperwasser ist. Wasser, das den oben beschriebenen Umstrukturierungsprozess durchlaufen und bei einer täglichen Flüssigkeitsaufnahme von 2 – 4 Litern und einem täglichen Plasmadurchfluss der Nieren von ca. 840 Litern den Köper bereits mehrere hundert Mal durchkreist hat. Auf diesem Weg ist es unser ureigenes Wasser geworden, hat umfassende Information über das gesamte körperliche und seelische Geschehen in unserem Organismus aufgenommen und stellt sie uns im Urin zur Verfügung.

Mit den Eigenschaften des Wassers, des außer- und des innerkörperlichen, müssen wir uns deswegen ausführlicher befassen. Hier liegt unseres Erachtens der Schlüssel zur ganzheitlichen, auch psychotropen (auf die Seele wirkenden) und persönlichkeitszentrierenden, Wirkung des Urins.

Ausführlich befasst sich damit das Shivambu Kalpa, der Dialog zwischen Shiva und seiner Frau Parvati. Die dem Urin darin zugeschriebenen Wirkungen klingen phantastisch, unwirklich, um nicht zu sagen versponnen. Wir dürfen aber nicht außer Betracht lassen, auf welch subtiler Bewusstseinsebene sich die beiden befinden, die sich da unterhalten, und für welche Bewusstseinsebene ihr Dialog bestimmt ist. Das allegorische Gespräch zwischen Shiva und Parvati ist auf einer tieferen Deutungsebene ein Selbstgespräch, ein Dialog zwischen dem transzendenten, unmanifesten Aspekt der Schöpfung - Shiva - und seinem manifesten Ausdruck - Parvati/Shakti; ein Selbstgespräch vor erleuchtetem Publikum, nämlich vor Yogis. Auf dieser Ebene sind die beschriebenen Wirkungen dem Vernehmen nach gar nicht so irreal. Die Erfahrung der Wirklichkeit ist abhängig vom Bewusstseinszustand und der Normalbürger fühlt sich von Shiva und Shakti/Parvati doch recht weit entfernt. Gleichwohl wird auch er nach einiger Zeit der Eigenurintherapie das Aufglimmen einiger im Shivambu Kalpa beschriebenen Wirkungen an sich feststellen: Ein strahlenderes Aussehen, mehr Energie, größere emotionale Stabilität und zunehmende Selbstzentrierung der Persönlichkeit. Unter diesem Aspekt betrachtet ist Eigenurinkonsum „nonverbale Psychotherapie“ und ein Mittel zur Selbstzentrierung und –entfaltung. Insofern ist die Urintherapie der Bachblütentherapie vergleichbar, allerdings mit nur einem Medium, das sämtliche Schwingungen des Systems aufgenommen hat und abdeckt.

Malachow hat sich mit diesem Aspekt der Urintherapie und der damit korrelierenden Wasserkomponente des Urins ausführlich befasst. Unseres Erachtens ist der psychotrope Aspekt der Urintherapie wesentlich auf die Informierbarkeit des Köperwassers und seine Rück-Informierbarkeit durch den Urin zurückzuführen.

Auch hier kommt es zu einem Dialog, wenn Sie so wollen, zu einem Dialog zweier über den Organismus umfassend informierter Körpersäfte, und das Ergebnis des Erfahrungsaustauschs ist Wiederherstellung des Selbstrückbezugs mit allen bekannten Folgen, wie Herstellung des Gleichgewichts in Körper und Seele, Ordnung der Emotionen, Rückführung des Individuums zu seinem Mittelpunkt.

Einen nicht zu vernachlässigenden Anteil an der psychotropen Wirkung hat, dies sei hier eingeschoben, bereits das Urintrinken als solches. Sie haben damit ein Tabu überwunden, und das bedeutet tägliche Stressminderung, eine Steigerung der Körperbejahung und einen nicht zu unterschätzenden Schritt zu innerer Unabhängigkeit.

Um die **feinstofflichen Wirkungen des Urins** verstehen zu können, müssen wir also die energetischen Eigenschaften des Wassers beleuchten. Alles, was Struktur hat, kann informiert werden, denn Information ist, auf einen ganz allgemeinen Nenner gebracht, Strukturveränderung. Jede Strukturveränderung geschieht durch Energieeinwirkung.

Wasser in seinem flüssigen Aggregatzustand galt früher als strukturlos, als chaotisches Durcheinander von Molekülen. Heute weiß man, dass es auch im flüssigen Zustand eine Struktur aufweist, eine sog. flüssigkristalline Struktur. [37] In einer Flut ungeordneter Wassermoleküle schwimmen wie kleine Eisberge zu

---

[37] Diese nicht unumstrittene Auffassung wurde jüngst bestätigt durch die Untersuchungen der amerikanischen Wissenschaftlerinnen Teresa Head-Gordon und Margaret E. Johnson, Tetrahedral structure or chains for liquid water, April 2006: www.pnas.org /content /103 /21 /7973.full
Siehe auch die Zusammenfassung von Lynn Yarris, Curtain may be closing on Scientific Water Controversy, Research News Berkeley Lab, 26. Jun1 2006: www.lbl.gov/Science-Articles/Archive/PBD-water-controversy.html

Flüssigkristallen zusammen geschlossene ketten- und/oder ringförmige Molekül-Ansammlungen:

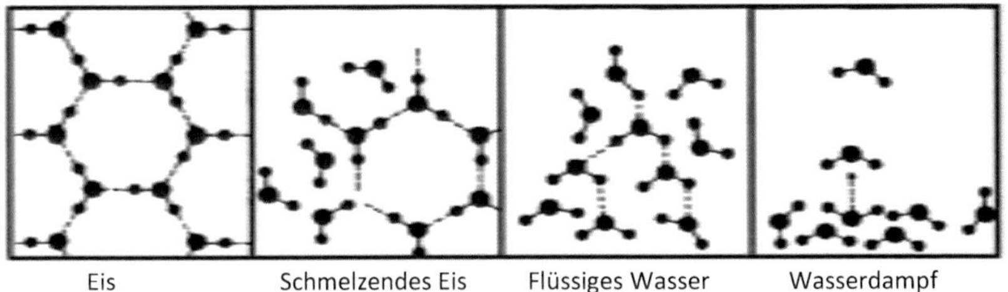

Eis Schmelzendes Eis Flüssiges Wasser Wasserdampf

Aufgrund seiner flüssigkristallinen Struktur kann Wasser Informationen aufnehmen und weiterleiten, nicht nur biochemische Informationen durch gelöste Stoffe sondern auch Informationen durch biophysikalische Reize, also energetische Schwingungen aller Art: Magnetische und elektromagnetische Schwingungen, Gravitation (Schwerkraft), Licht, Schall. Und selbstverständlich kann Wasser daher auch durch die in anderem Wasser oder in einer anderen Flüssigkeit enthaltenen Energien informiert werden. Alles, was in und um uns schwingt, teilt sich dem Wasser mit, indem sich je nach der Art des einwirkenden Schwingungsreizes seine Kristallstruktur verändert. Diese Informierbarkeit des Wassers ist seit alters her bekannt und z.B. in der Homöopathie seit Jahrhunderten genutzt.

Die Wasserforschung hat in den vergangenen fünf Jahren einen gigantischen Schritt nach vorne gemacht, der neues Licht insbesondere auch auf diese flüssig-kristalline, informierbare Struktur des Wassers wirft. 2014 ist die deutsche Übersetzung eines Buches des amerikanischen Professors für Biotechnologie, Gerald H. Pollack, erschienen[38]. Prof. Pollack und sein Team haben entdeckt, dass die oben abgebildete hexagonale Anordnung der Wassermoleküle, die man bisher nur bei Eis erkannt hatte, auch

[38] Wasser – Viel mehr als H2O,VAK Verlag, Kirchzarten 2014

in einem nicht festen, Gel-artigen Zustand des Wassers existiert, den Prof. Pollack **E**xclusion **Z**one[39] Water, EZ-Wasser**,** nennt und als vierten Aggregatzustand des Wassers versteht und beschreibt.

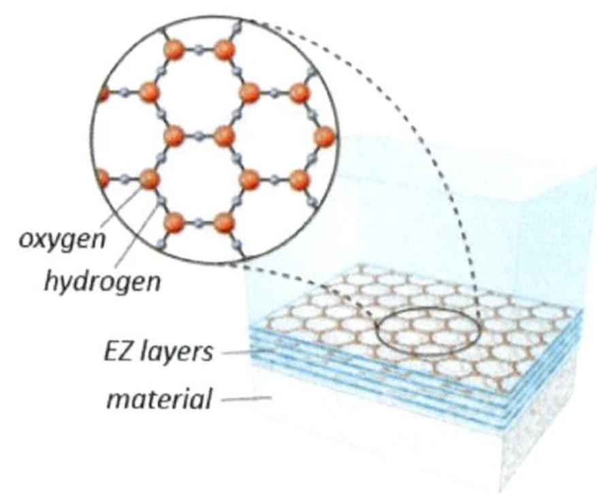

(Skizze aus G.H. Pollack, Wasser – Viel mehr als H2O, dort S. 20)

Dieser hexagonale, Gel-artige Zustand des Wassers bildet sich überall da, wo es an hydrophile[40] Flächen angrenzt – allzumal im menschlichen Körper – aber nicht nur da, sondern an jeder hydrophilen organischen oder anorganischen Grenzfläche. In unmittelbarer Nachbarschaft zu solchen Grenzflächen ordnet sich Wasser molekular automatisch neu und nimmt diese hexagonale, flüssig-kristalline, Gel-artige Struktur an. Diese, etwa ein Viertel Millimeter breite Grenzschicht nennt Pollack "exclusion zone", weil in dieser Zone alles – selbst kleinste Salzkristalle – aus diesem hexagonalen Wasser heraus gedrängt wird: sich das Wasser hier also selbst vollständig reinigt.

---

[39] Ausschlusszone

[40] Hydrophile Flächen sind "wasserfreundliche", also wasseranziehende, wasserbindende Flächen – im Gegensatz zu hydrophoben, also wasserabstoßenden Flächen. Alle Flächen in unserem Körper, alle Zell-, Gefäß-, Organwände sind hydrophil.

Dieses EZ-Wasser muss als zwischen Eis und normales Wasser einzugliedernder vierter Aggregatzustand des Wassers erkannt werden, denn es ist nicht nur anders geordnet als Eis und normales flüssiges Wasser, sondern hat auch eine andere Atomstruktur. Während das Verhältnis von Wasserstoff zu Sauerstoff in normalem Wasser 2:1 – eben H2O – ist, beträgt es im EZ-Wasser 3:2, nämlich H3O2. Es zeigt demzufolge auch völlig neue Eigenschaften: stabilere und stärker gebundene, aneinander gereihte Moleküle, fast Gel-artige Viskosität, einen veränderten elektrischen Widerstand und neben noch vielen anderen Eigenschaften, die hier nicht alle berichtet werden können, eine hohe negative Ladung: Es drängt nämlich (elektrisch positive) Protonen aus seinem Kristallgitter in das außerhalb der EZ befindliche "bulkwater", d.h. in das überwiegende nicht-EZ-Wasser, das dadurch deutlich positiver geladen und mithin saurer wird. Dadurch entsteht ein nicht unerhebliches Spannungsgefälle zwischen EZ-Wasser und bulk-Wasser – mit all seinen energetischen Folgen. U.a. kann diese Spannung durch Strahlung – vor allem Infrarotstrahlung, aber auch durch bestimmte UV-Strahlung (270 nm) – „aufgeladen“ werden, wodurch die Flüssigkristall-artige EZ zu Wachstum „getriggert“ wird. Das wird uns in anderem Zusammenhang noch interessieren. Hier soll es mit dem Kurzbericht sein Bewenden haben. Das Buch über EZ-Wasser ist von Prof. Pollack bereits geschrieben worden und sollte für jeden Wasser- und Urin-Interessierten Pflichtlektüre sein.

Urin als solcher ist kein EZ-Wasser, aber er ist gewiss sehr EZ-Wasser-reich und damit hochstrukturiert, denn nicht nur alle Gefäße, in denen der Urin fließt, produziert und aufbewahrt wird, sondern auch alle im Urin enthaltenen Partikel haben eine hydrophile Grenzschicht, an der sich eine EZ bildet und energetische Spannung zum umgebenden „bulk-Urin“ aufbaut.

Um Lebensfunktionen, das hoch komplexe Informations- und Austauschgeschehen in einem Organismus, aufrecht erhalten zu können, bedarf es hoch strukturierten Wassers. Das dem Körper zugeführte Trinkwasser, das in der Regel kaum Struktur aufweist, muss dazu im Körper durch hohen Energieeinsatz erst „hochstrukturiert“ werden. Diese hoch geordnete Struktur weist daher auch unser Urin – über die Nieren herausgefiltertes Körperwasser – auf.

Den Wasserforschern Patrick und Gael Flanagan ist es gelungen, nach Analyse des hoch strukturierten Wasser aus dem Hunzatal im Himalaya ein ähnlich „lebendiges“ Wasser wie das Körperwasser zur täglichen Trinkwasserversorgung herzustellen. Nach wenigen Wochen des Konsums bemerkten sie, bestätigt auch durch unbeteiligte Dritte, einen starken Zufluss an Energie, geistiger Klarheit und ein verjüngtes Aussehen. Selbst die altersschwache Hündin der Flanagans erwachte zu neuer Vitalität und Bewegungsfreude. Bei mit dem Wasser getränkten Tieren trat eine deutliche Fruchtbarkeitssteigerung ein. Die Wirkungen dieses Wasser sind inzwischen weltweit durch Konsumenten bestätigt worden. Nach Prof. Pollacks Forschungen bildet sich auch beim Schmelzen von Eis EZ-Wasser, was die Erkenntnisse Flanagans in Bezug auf das Hunza-Wasser (Gletscherwasser ist geschmolzenes Eiswasser!) untermauert und theoretisch neu fundiert.

In seiner hoch geordneten flüssigkristallinen Struktur aufgrund seines hohen EZ-Wasser-Anteils dürfte daher auch eine der Ursachen der Heil- und Verjüngungswirkung des Urins liegen. Beim Durchgang durch den Körper nimmt das hochstrukturierte Körperwasser sämtliche Informationen des Organismus auf und stellt sie auch im Urin zur Verfügung. Der Urin ist daher nicht nur inhaltsstofflich sondern auch energetisch der getreue Fingerabdruck unserer jeweiligen körperlichen und seelischen Gesamtbefindlichkeit. Er trägt so auch die umfassende Information über alle in Körper und Geist vorhandenen sowohl lebensfördernden wie auch pathologischen Zustände in sich. Wird der Urin durch Trinken und/oder Einreibung in die Haut wieder in den Körper aufgenommen, tritt er in Kontakt mit dem Grundsystem und gibt dort seine Informationen weiter.

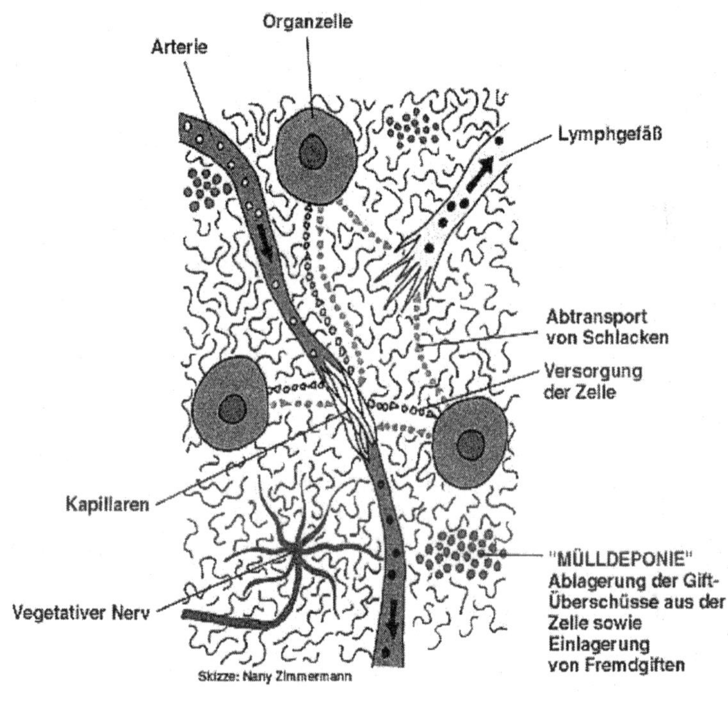

(Grundsystem nach Pischinger: Die Skizze verdeutlicht, dass – entgegen unserer Vorstellung – die Organzellen nicht aneinander stoßen, sondern jede einzelne Organzelle vom Bindegewebe des Grundsystems umgeben ist, aus dem und in das der Zell-Stoffwechsel stattfindet.)

Das von dem Wiener Arzt Prof. Alfred Pischinger 1953 erstmals beschriebene "System des Unspezifischen", das heute als "Grundregulationssystem“ oder kurz „Grundsystem nach

Pischinger" bekannt ist, besteht aus den Zellen des weichen undifferenzierten Bindegewebes, aus der extrazellulären Gewebsflüssigkeit, aus den Kapillaren und aus den vegetativen Nervenenden.

Im gemeinsamen Wirkfeld des Grundsystems, der extrazellulären Flüssigkeit, beginnen auch die Lymphwege, die den „inneren Kreislauf“ ausmachen. Dieser innere (Lymph-) Kreislauf durchströmt den Organismus mit 16 bis 18 Litern und repräsentiert das in der herrschenden Medizin bisher wenig beachtete humorale Prinzip, den humoralen Regelbereich. Das Grundsystem reagiert, wie Pischinger nachgewiesen hat, ganzheitlich. Nirgends gibt es einen unmittelbaren Kontakt zwischen Organzellen einerseits und Kapillaren und vegetativen Nervenendfasern andererseits. Jeder Reiz und jeder Stoffwechselvorgang läuft über die extrazelluläre Gewebsflüssigkeit. Sie ist unser aus lebendigem Wasser bestehender „inwendiger Ozean“, der die Zellen mit Nahrung umspült und die Zellausscheidungen abtransportiert. Dieses Grundsystem reagiert in seiner Flüssigkeits- und EZ-Wasser-Komponente, d.h. in der flüssigkristallinen Struktur der extrazellulären Gewebsflüssigkeit, ebenso wie außerkörperliches Wasser auf jeden unspezifischen Reiz, sei es Licht, elektromagnetische Felder, magnetische Felder oder auch Wasser selbst - und eben auch Urin.

Das besondere an dieser Reaktion ist, dass sie ganzheitlich, d.h. zur selben Zeit im gesamten System, stattfindet und über die vegetativen Nervenenden (Vegetativum) an das Gehirn gelangt. Dem Gehirn wird auf diese Weise ohne Zeitversatz ein ganzheitlicher Status des Systems gemeldet und genauso ganzheitlich/zeitgleich erfolgt die Antwort des Gehirns in das gesamte System. Diese permanente Verbindung Bindegewebswasser-Vegetativum-Organe erfüllt den Zweck eines direkten, wechselseitigen Informationsaustauschs zwischen jedem Organ, dem

Bindegewebe und dem Gehirn, also einer permanenten kybernetischen (kommunikativen und regulierenden) Rückkopplung von Gehirn und Organismus.

In gleicher Weise wie auf die anderen unspezifischen Reize reagiert das Grundsystem in der flüssigkristallinen Struktur der extrazellulären Gewebsflüssigkeit auf die Energiestruktur unseres Urins - über Eigenurin und Grundsystem und aufgrund der beschriebenen kybernetischen Rückkoppelung führen wir ein „psychophysiologisches Selbstgespräch“.

Die in unserem Urin vorhandenen pathologischen Schwingungen treten in Resonanz mit der sie verursachenden Pathologie im Organismus und neutralisieren sie infolge des eintretenden Interferenzeffektes. Wir kennen den Interferenzeffekt aus der Akustik: Setzt man ein auf einen bestimmten Ton geeichtes Glas lange genug derselben akustischen Schwingung aus, dann wird seine Struktur zerstört, es zerspringt. Dieser Interferenzeffekt liegt auch dem homöopathischen Behandlungsprinzip, dem Simileprinzip, zugrunde: Gleiches wird durch Gleiches neutralisiert, sprich geheilt. Hierdurch ist der regelmäßig getrunkene Urin ein wirksames Mittel, im Körper schlummernden oder bereits aktiven Krankheitsherden frühzeitig auf natürliche Weise präventiv und kurativ zu begegnen.

Als Träger aller Informationen über unsere tägliche körperliche und seelische Befindlichkeit wirkt der dem Körper wieder zugeführte Urin als Psychotherapeutikum, er stärkt den Selbstrückbezug und die seelische Zentriertheit. Dies äußert sich schon nach kurzer Anwendungszeit in einer Zunahme von Gelassenheit und Zufriedenheit. Wir führen diesen Effekt, den Anwender immer wieder berichten, u.a. darauf zurück, dass der informierte Urin über das Grundsystem die Kommunikation im gesamten Organismus in Fluss bringt und synchronisiert.

Im Grundsystem spielt sich auch das Herdgeschehen ab. Herde sind nach einem nicht ausgeheilten Infekt zurückbleibende krankhafte lokale Veränderung im weichen Bindegewebe, die eine permanente lokale und allgemeine Abwehrreaktion provozieren. Die Auseinandersetzung mit dem Infekt ist ins Unterschwellige verlagert worden. Herde sind eine Dauerbelastung des Immunsystems. Bei Zusammenbruch der lokalen Abwehrschranke durch innere und/oder äußere Einflüsse beginnt die Fernwirkung des Herdes (Focus) über das Grundsystem auf den gesamten Organismus. Hieraus resultiert die allgemeine Herderkrankung in Form des akuten und des chronischen Herdgeschehens, deren Ursachen meist nicht am Ort der Störung (Krankheitsort) zu suchen sind. Sie liegen vielmehr häufig an medizinisch unauffälligen Stellen, wodurch eine rechtzeitige korrekte Diagnose erschwert und nicht selten verfehlt wird. Hier hilft die Behandlung mit Eigenurin, der Diagnose und Heilanregung im selben Glas bereit hält. Wie auf dem Negativ eines Filmes ist dem Urin das ganze Muster der immunrelevanten Informationen aufgeprägt. Deren spiegelbildliche Wiedergabe im Organismus setzt die Regulationsmechanismen des Körpers in Gang und bringt sozusagen im Wege eines Aufschaukelungsvorgangs die spezifischen Ausleitvorgänge in Gang. Hier wird mancher Urinanwender vor eine harte Gedulds- und manchmal auch Mutprobe gestellt, denn je nach Verunreinigung des Bindegewebes im Grundsystem mit Giften und Herden kann eine Menge zutage treten und vielfältige Heilungskrisen auslösen.

Es gibt keine Heilung ohne die Beseitigung aller Herde. Sie haben nur eine Wahl, sich den Herden zu stellen und mit ihnen aufzuräumen oder sie weiter zu unterdrücken. Die Rechnung wird Ihnen in dem Fall später präsentiert und nicht selten ist sie dann so hoch, dass sie nicht mehr beglichen werden kann. Was drin ist, muss raus, ohne Beseitigung der Herde keine nachhaltige Heilung. Außerdem steht für alle ein Trost bereit: Die Natur ist gnädig, sie bevorzugt sanfte Übergänge. Wo immer möglich, federt sie den Effekt ab durch die Zeit und geeignete Heil- und Hilfsmittel. Wir empfehlen Menschen, die bereits an schweren oder chronischen Erkrankungen leiden, die Urintherapie von einem erfahrenen Urintherapeuten begleiten zu lassen. Er wird Sie durch erste persönliche Ratschläge gut auf den Weg bringen, eintretende Heilreaktionen erkennen, richtig einordnen und hilfreiche naturheilkundliche Mittel und Maßnahmen empfehlen und wird Ihrer Motivation aufhelfen, wenn Heilreaktionen Sie ängstigen und schwankend machen. Sie müssen ja nicht jede Woche seine Praxis aufsuchen, aber es ist gut zu wissen, dass er da ist und bei stärkeren Entgiftungserscheinungen und heftigen Heilreaktionen um Rat gefragt werden kann. Über einen Urintherapeuten in Ihrer Nähe informiert Sie die Deutsche Gesellschaft für Harntherapie.

Die Reise des Urins durch den Körper

Die Heilwirkung des Urins beginnt bereits im Mund. Aufgrund der höheren Salzkonzentration im Urin beginnt sofort ein osmotischer Prozess, d.h. die niedriger konzentrierte Gewebeflüssigkeit in den Körperschleimhäuten wandert zum Urin, um ein Konzentrationsgleichgewicht herzustellen. In der Gewebeflüssigkeit vorhandene Keime wandern mit und werden im Urin abgetötet. Dies bewirkt eine gründliche Reinigung und Entkeimung der Mundschleimhaut und Zahnzwischenräume. Die im Harn enthaltenen Enzyme, Hormone und entzündungshemmenden Stoffe heilen und festigen Zahnfleisch und Mundschleimhaut. Eine keimfreie Mundhöhle ist ein ganz wesentlicher Beitrag zur Gesundung des Magen-Darmtraktes. Auch Mundgeruch wird so wirksam verhindert. Es ist daher empfehlenswert, beim Trinken des Urins den letzten Schluck etwas länger im Mund zu behalten, durch die Zähne zu ziehen und damit auch zu gurgeln (diesen Schluck dann ausspucken). Im Mund und Rachenraum befinden sich unterschiedliche Ansammlungen von lymphatischem Gewebe, die verschiedenen Mandelgewebe: Rachen-, Gaumen-, Zungen- und Tubenmandeln, der sog. Waldeyersche Rachenring. Er ist das erste Bollwerk des Körpers gegen eindringende Infektionserreger. Diese Mandelgewebe werden durch die im Urin enthaltenen Antikörper informiert und zur Aktivierung des Immunsystems angeregt. Die Einwirkung des Urins auf das Immunsystem erfolgt nämlich über das Lymphsystem. Sie beginnt am Waldeyerschen Rachenring und setzt sich bis in den Dünndarm fort. Zur Stimulierung des Immunsystems leisten auch Hauteinreibungen mit Urin über die zahlreichen Lymphbahnen im Bindegewebe unter der Haut einen hervorragenden Beitrag.

In diesem Zusammenhang hat Professor Ryoichi Nakao, MD, MCL-Institut, Tokyo, Japan, auf dem Zweiten Weltkongress über Urintherapie in Gersfeld einen weiteren Wirkmechanismus vorgestellt, wie der Urin unser Immunsystem bereits im Mund über alles informiert, was in unserem Umfeld auf uns einwirkt. In der Zusammenfassung seines Vortrags führt er dazu aus:

> „Aber wie bewirkt Urintherapie die Wirkung, die sie hat? Um diese Frage zu beantworten, ist es wichtig zu wissen, warum Urintherapie bei allen Krankheiten hilft. Mittelpunkt meiner Theorie bildet die Anwesenheit von Sensorzellen in der Kehle, die die Fähigkeit haben, verschiedene Krankheiten im menschlichen Körper zu unterscheiden. Diese Theorie wird durch die gleichzeitige Entdeckung dieser Zellen in der Hayashibara Laboratories, Inc., in Japan und die Amarillo Cell Culture Co., Inc., in Texas unterstützt. In Kürze: Urin kann man als Kopie des menschlichen Körpers sehen. Es wird vermutet, dass beim Trinken des Urins die Sensorzellen im Hals die unterschiedlichen Krankheitstypen erkennen und so die natürlichen Abwehrkräfte des Körpers gegen spezielle Krankheiten verstärkt werden.... Er (der Urin) verhält sich

wie eine Kopie des Körpers, die Informationen zu den Sensorzellen in der Kehle übermittelt."[41]

Bereits in der Mundhöhle kommt es auch zu einer ersten Energetisierung des Körpers durch den Urin.
Bei der Passage des Urins vom Mund in den Magen reinigt und heilt er auf die oben beschriebene osmotische Weise die Schleimhaut der Speiseröhre. Ebenso verfährt er mit der Magenschleimhaut. Aufgrund des osmotischen Prozesses und der hohen Lösungsfähigkeit des Urins reinigt er den Magen von krankem Schleim und durchspült und aktiviert die sekretorischen Zellen. Dies fördert die Verdauungstätigkeit des Magens, heilt Magenschleimhautentzündungen und Magengeschwüre. Schon bald nach Beginn mit dem Urintrinken legt sich eine etwa vorhandene Neigung zu Magenübersäuerung und Sodbrennen.

Aus dem Magen kommt der Urin in den Zwölffingerdarm und den Dünndarm. Auch hier werden kraft Osmose die Wände des Zwölffingerdarms und die Dünndarmzotten gereinigt. Die antibakterielle Wirkung des Harns wirkt sich regenerierend auf die Darmflora aus. Dies fördert die Zerlegung der Nahrung und die Aufnahme der zerlegten Nährstoffe in den Organismus.

Im Dünndarm endet in der Regel die Passage des Urins durch den Verdauungstrakt.[42] Hier wird der Urin so stark mit Wasser verdünnt, dass er sich dem osmotischen Druck der Zwischengewebsflüssigkeit angleicht und durch die Dünndarmwand ins Blut aufgenommen wird. Dabei übt die Darmwand eine Selektionsfunktion aus. Wie auch bei der Nahrung werden Arzneimittel-

---

[41] Programmheft der Zweiten Weltkonferenz über Urintherapie, S. 90 f.

[42] Die gezielte urintherapeutische Einwirkung auf den Dickdarm und das lymphatische Gewebe im Unterbauch erfolgt durch Darmspülungen mit Urin.

rückstände und andere dem Körper nicht zuträgliche Inhaltsstoffe im Darm zurückgehalten und mit dem Stuhl ausgeschieden.

Im Blut entfaltet sich die heilende Wirkung der zahlreichen Harninhaltsstoffe, die am reichlichsten im Morgenurin enthalten sind. Zudem verdünnt der Harn das Blut und wirkt regenerierend und regulierend auf Gefäßwände und Blutdruck. Die Körpergewebe werden besser ernährt und der Schlackenstoffwechsel aktiviert. Hier liegt eine der wesentlichen Ursachen der Normalisierung des Körpergewichts durch die Harntherapie. Da das gesamte Blut vom Verdauungstrakt zur Leber fließt, wo seine Entgiftung stattfindet, wird durch den Harn auch die Leber gereinigt und die Gallenflüssigkeit verdünnt. Konglomerate in Leber und Galle werden mit der Zeit aufgeweicht und unter günstigen Umständen auch ohne zusätzliche Leberreinigung aufgelöst und ausgeschieden.

Kapitel IV
Die Heilwirkungen des gekochten Urins und ihre Ursachen

Der Ursprung des Harnkochens

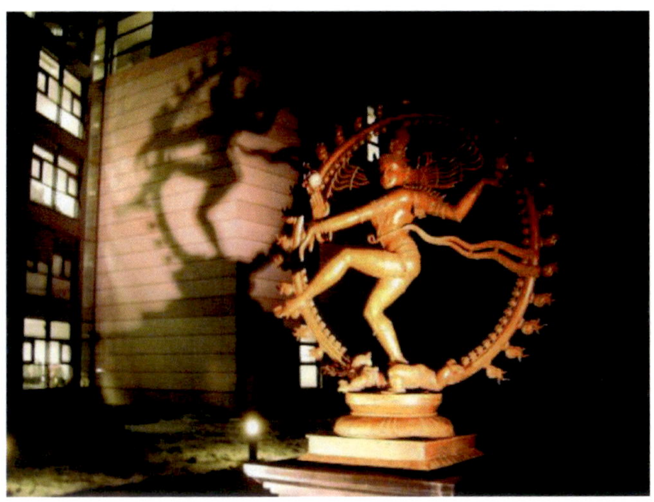

Der tanzende Shiva Nataraja vor dem Europäischen Kernforschungszentrum CERN in Genf – Symbol der Verbindung vedischer Bewußtseinsforschung und westlicher Materieforschung

Photo: Arpad Horvath - © by Arpad Horvath, Hungary - Wikimedia Commons

Die Anleitung, den Urin zu kochen, kommt, wie bereits erwähnt, aus der indischen harntherapeutischen Tradition. Das Shivambu Kalpa Vidhi[43], ein Teil des Damar Tantra, ist die älteste Schrift zur Urintherapie. In 107 Versen unterweist Shiva seine Frau Parvati in der Eigenharntherapie. Die Verse 44 bis 51[44] befassen sich mit

[43]Abgedruckt in: C. van der Kroon, Die goldene Fontäne, S. 136 ff.
[44] v. d. Kroon, S. 141 f.

der Urin-Anwendung auf der Haut. Dazu soll der Urin in einer irdenen Schale aufgefangen und so lange gekocht werden, bis nur noch ein Viertel der Anfangsmenge vorhanden ist. Das Konzentrat soll abgekühlt und auf den gesamten Körper aufgetragen werden (Vers 45). Diese Massage nähre und könne alle Krankheiten heilen. Shiva verknüpft damit ferner die Verheißung eines kräftigen Körpers, der alle Nahrung verdauen könne. Von der Massage mit ungekochtem Urin rät er ab (Vers 50). Das könne den Körper „schläfrig und anfällig für Krankheiten" machen.

Diese Warnung Shivas hat die Anhänger der Urintherapie zu allen Zeiten gewaltig irritiert. Sie fanden und finden sie in ihrer Praxis nicht bestätigt, insbesondere der frische Morgenurin zeitigt auf der Haut schon nach kurzer Zeit beste Resultate, er heilt Wunden und Hautkrankheiten aller Art und bewirkt schnell eine wahrnehmbare Verjüngung der Haut. Urin zu kochen macht vielen erst recht keinen Sinn, zerstöre dies, so meinen sie, doch viele wertvolle Inhaltsstoffe. Bis heute spielt der gekochte Urin in der Literatur daher keine Rolle. Coen van der Kroon[45] erwähnt ihn nur nebenbei als historische Kuriosität. Andere Harntherapeuten[46] gehen einen Mittelweg. Sie empfehlen die Massage sowohl mit gekochtem als auch mit frischem und altem Urin, der ungekochte solle jedoch nicht zu lange auf der Haut belassen werden, das könne zu Muskelschwund führen. Näher begründet wird das nicht. Martha M. Christy[47] und Heidelore Kluge[48] tun den gekochten Urin mit dem kurzen Hinweis, beim Kochen gingen wertvolle Inhaltsstoffe verloren, als wertlos ab.

---

[45] v. d. Kroon, S. 72

[46] U.a. siehe www.rexresearch.com/articles/urine.html (am Ende)

[47] Christy, S. 208 in Bezug auf die innere Anwendung; aber wohl auch bezüglich der äußeren Anwendung, denn in dem Kontext beschreibt sie nur Anwendungen mit frischem oder altem Harn

[48] Klug, S. 37

Es ist gewiss richtig, dass beim Abkochen des Urins wertvolle Inhaltsstoffe verloren gehen, aber die daran geknüpfte Abwertung hält einer Überprüfung nicht stand. Bei vielen Stoffen, so auch beim Urin, ist Kochen ein Veredelungsprozess. Die dadurch entstehenden Nachteile vermeidet man, indem man beide Urinarten anwendet.

Die besondere Struktur des gekochten Urins

Gennadi Malachow[49], ein Harntherapeut und Harnforscher mit erkennbar auch spirituellen Interessen, hat die Anweisungen des Shivambu Kalpa Vidhi ernsthafter Betrachtung unterzogen und umfangreiche Studien angestellt, um ihnen auf den Grund zu kommen. Er hat für Shivas Warnung vor Massagen mit ungekochtem Urin folgende Erklärung gefunden[50]:

„Beim Abkühlen verliert der Harn eine Reihe von energetischen Eigenschaften, was zum Verlust der Wärme, der kristallinflüssigen Struktur usw. führt. Als Ergebnis verfügt der Harn nicht mehr über eine Reihe nützlicher Eigenschaften, zum Beispiel, Stoffe aufzulösen.... Als abgekühlt gilt ein Harn, der ein wenig länger als eine Stunde nach seiner Ausscheidung aus dem Organismus gestanden hat. Eine wichtige Besonderheit dieses Harns besteht darin, dass er seinen ‚Magnetismus' – sein Glimmen, die innere Struktur allmählich verliert. Und falls man ihn anwendet (zum Trinken, für die Massage usw.), so wird er in erster Linie die Energie des Organismus zum Zwecke der ursprünglichen Wiederherstellung des eigenen ‚Magnetismus', des Glimmens und der Struktur ‚auf sich ziehen'. Diese Besonderheit des alten (es muss wohl richtig heißen: erkalteten, Anm. d. Verf.) Harns wurde von den alten Yogis bemerkt...."

[49] Urin-Therapie
[50] Malachow, S. 91 f.

Dass der frisch gelassene Urin beim Erkalten seine Energiestruktur ändert, leuchtet ein. Eine Ursache dafür kann in seinem Wasseranteil gefunden werden. Die Struktur - und damit auch die Energetik und das Informationsverhalten - von Wasser ändert sich ganz wesentlich mit der Temperatur.

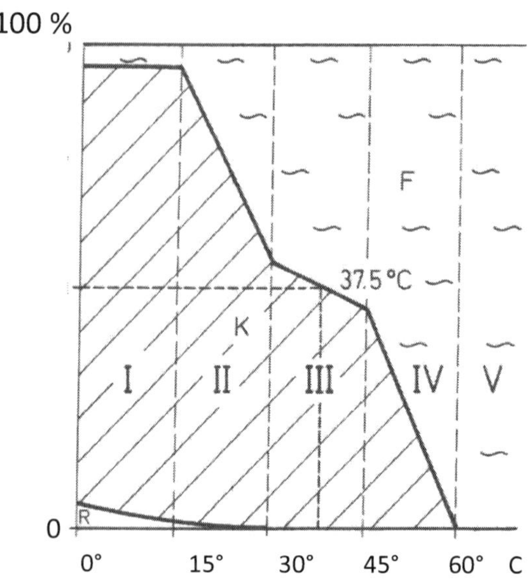

(R = Eisrelikte, K = quasi-kristallinische Komponente, F = homogene flüssige Komponente)
Die Verteilung der das Wasser zusammensetzenden Strukturkomponenten im Temperaturbereich von 0° C bis 60° C nach Trincher

In seinem flüssigen Aggregatzustand, also ab Null Grad Celsius aufwärts, macht Wasser strukturell alle 15° C einen Phasensprung von quasi-kolloidal[51] (0 - 15°) bis zu zunehmend homogen

---

[51] Als Kolloid bezeichnet man kleinste Teilchen (Partikel vom Nanobereich bis ca. zwei Mikrometer), die in einem beliebigen Medium (Flüssigkeit, Gas oder Feststoff) fein verteilt schweben und energetisch so beschaffen sind, dass sie nicht miteinander verklumpen. Nach W. Hacheney wird ein Gemisch kolloidal, weil die Schwerkraft am Kolloid nicht mehr wirkt, (http://www.wilfried-hacheney.de/lexikon-organische-physik/begriff-23-

(45 - 60°). Ab 60° ist es völlig homogen und Lebensvorgängen nicht förderlich. „Im Bereich von 15 – 45° ist Wasser ein außerordentlich flexibles Gebilde, das die Einwirkungen verschiedenartiger Faktoren des Außenmilieus wiederspiegelt und eine Weile festhält und innerlich als ein offenes System holographisch[52] agiert“.[53] Letzteres bedeutet, dass jede in diesem Wasser enthaltene Information in jedem Teil dieses Wassers vollständig abrufbar ist. Im Temperaturbereich von 30 – 45° mit seinem Optimum bei 37,5° besitzt Wasser das Maximum seiner Strukturmöglichkeiten durch eine praktisch unendliche Summe von Strukturkombinationen der quasi-kristallinen und der homogenen flüssigen Phase. Der Temperaturbereich um 37,5°, die Zone unserer regulären Körpertemperatur, stellt in biologischer Beziehung einen einzigartigen Temperaturpunkt der Zellen dar. Der Umstand, dass Strukturwandel in diesem Bereich quasi ohne merklichen Energieverbrauch von statten geht und die jeweiligen Strukturkombinationen für längere Zeit aufrecht erhalten werden können, gibt dem Wasser die einzigartige Eigenschaft eines in seiner Struktur verankerten Gedächtnisses.[54]

Das vorstehende gilt in gleicher Weise für Körperwasser und eben auch für Urin, dessen ganz überwiegende Substanz ja Körperwasser ist. Nach dem Austritt aus dem Körper kühlt er rasch auf Raumtemperatur und damit weit unter das ideale Optimum von 37,5° ab, und das ist mit einer nachteiligen Veränderung des Energie- und Informationsaspektes seines Wasseranteils ver-

---

Kolloidale%20Dispersion.phtml). Z. B. Milch und alle Körperflüssigkeiten sind kolloidale Flüssigkeiten.

[52] Zur holographischen Information siehe: Resch/Gutmann, Wissenschaftliche Grundlagen des Wassers als Informationsträger, in: Ivan Engler, Wasser - Polaritätsphänomen, Informationsträger, Lebens-Heilmittel, S. 193 ff., dort S. 209

[53] Ivan Engler, Wasser, S. 74

[54] Ivan Engler, Wasser, S. 75 f.

bunden. Malachows These, dass der zur Massage verwendete frische Urin das Bestreben hat, die Struktur des idealen Optimums zurück zu gewinnen und dazu dem Körper über die Haut Energie entzieht, erscheint daher nicht abwegig. Die jüngsten Erkenntnisse der Biophysik zur Temperaturabhängigkeit der Struktur und Energetik von Wasser sowie das alles Lebendige beherrschende Prinzip, sich dem Verlust von Lebendigkeit zu widersetzen – das Selbsterhaltungsprinzip, dem auch der Urin als „lebendiges Wasser“ unterliegt - scheinen tatsächlich der Schlüssel zu Shivas Rat an die Yogis zu sein. Seine Begründung für die Empfehlung, zur täglichen Urinmassage nicht den frischen Urin zu verwenden, denn er mache den Körper „schläfrig“, besagt ja nichts anderes, als dass er ihm Energie entzieht.

Dieses Verhalten zeigt nach Malachows Forschungen und Praxisbeobachtungen der von Shiva für die Massage empfohlene auf ein Viertel der Ausgangsmenge eingekochte Harn nicht. Dies können wir nach unseren eigenen Erfahrungen nur unterstreichen. Malachow hat heraus gefunden, dass der Viertelharn weit mehr als nur konzentrierter Harn ist, nämlich ein energetisch auf eine höhere Ebene hinauf destillierter „Superharn“, der äußerlich wie innerlich angewendet in noch ganz anderen Ebenen wirkt, wie der ungekochte Urin.

Biochemisch sind einige Wirkungen des Viertelharns, insbesondere die anti-parasitäre und die Wundheilwirkung, auf die hohe Konzentration seiner Salzanteile zurückzuführen.[55] Das Prädikat eines Superharns gründet jedoch, so Malachow, in seinen neuen biophysikalischen, energetischen, Eigenschaften: Den sich beim Einkochen bildenden „biogenen Stimulatoren“.[56]

---

[55] Siehe hierzu Malachow, S. 142, 143
[56] Siehe hierzu Malachow, S. 96 ff.

In den 40er-Jahren machte der russische Heilpflanzenforscher und Augenarzt Prof. Wladimir Petrowitsch Filatow (1875-1956) eine Entdeckung, die die Grundlage für ein neuartiges Gewebetherapiesystem bildete.[57] Er fand heraus, dass organische und auch manche pflanzlichen Gewebe, insbesondere das der Aloe capensis, wenn sie ungünstigen, sog. subletalen (fast tödlichen) Bedingungen ausgesetzt sind (wie z.B. Unterkühlung auf -3 bis -4 Grad), besondere Heilkräfte entwickeln. Sie erfüllen andere, abgestorbene Gewebe mit neuem Leben und stärken unspezifisch allgemein die Abwehrlage des Organismus. Er nannte diese Heilkräfte/Wirkfaktoren, deren Natur er nicht weiter ergründete, *biogene Stimulatoren*.[58]

Der Berliner Professor Dr. Max Brandt aus Riga (1890 – 1972), ein Kenner der Gewebetherapie nach Prof. Filatow, beschreibt die biogenen Stimulatoren wie folgt[59]: "Die vom Wirtsorgan getrennten und in ungünstige Bedingungen gestellten Gewebeteile organisieren sich biochemisch um und entwickeln Stoffe, die vitale Reaktionen verstärken und die Heilung fördern." Der russische Arzt S.M. Pawlenko vertrat in Studien aus 1953[60] die Ansicht, dass die biogenen Stimulatoren über das Zentralnervensystem wirken. Die Chemiker W. J. Mach u. Ch. Mach[61] vermuteten einen am Zwischenhirn oder/und an der Hypophyse angreifenden „Steuerstoff". Und der Berliner Heilpflanzenforscher Dr. Wolfgang Wirth beschreibt die biogenen Stimulatoren in Gewebepräparaten der Aloepflanze (aloe capensis) als „Neurotrans-

---

[57] Arnold Buchholz, Die Russische Lehre vom Altern, Eastern Europe, 01/1953, S. 20, 22

[58] Vgl. Wolfgang Wirth, Mit Aloe heilen, S. 15 ff.

[59] Zitiert in: Die Energetik der Kap Aloe, www.engltom.at/Aloe%20Vera.html

[60] Zitiert in: Die Energetik der Kap Aloe, www.engltom.at/Aloe%20Vera.html

[61] Versuch der chromatographischen Isolierung einer endokrin hoch wirksamen kolloiden Fraktion aus wässrigen Gewebsextrakten, Colloid & Polymer Science, Vol. 163, N° 1, März 1959, S. 69 f.

mitter mit eigenem Strukturbild“[62], die auf die Gewebe und das zentrale Nervensystem wirken und auch die Blut-Hirn-Schranke durchbrechen. Sie werden durch gezielte thermische, mechanische und biochemische Reize, denen man die Aloe-capensis-Pflanze aussetzt, entwickelt und haben immunregulierende und immunstimulierende Wirkung.

Die neuere medizinische Forschung versteht unter biogenen Stimulatoren Stress-Eiweiße, die von Wirbeltieren und Pflanzen in Stress-Situationen wie Wärme, Kälte, Hunger etc. gebildet werden und nach bisherigen Erkenntnissen nicht über das zentrale Nervensystem sondern über das Immunsystem wirken.

Inspiriert von der Arbeit Filatows und der sich auf ihn gründenden russischen Alters- und Gewebswissenschaft nimmt Malachow an, dass auch das Einkochen des Urins eine solche Extremsituation darstellt und sich in dem Harnkonzentrat biogene Stimulatoren entwickeln. Er meint, es könnte sich dabei nicht um Proteine handeln, sondern versteht darunter „besondere, weder durch Hitze noch durch Kälte zerstörbare Energien“[63].

Die Entstehung dieser Energien sozusagen höherer Ordnung erklärt Malachow folgendermaßen: Unser Harn ist – wie alle unsere Körpersäfte - eine kolloidale Flüssigkeit mit negativ geladenen Mizellen[64]. Die Grundlage dieser Mizellen bilden im Urin enthaltene Zuckermolekül-Ketten. Beim Einkochen des Urins bis auf ein Viertel der Ausgangsmenge[65] lagern sich die Mizellen zu Sechs-

---

[62] Kraftwerk Aloe, Wissenschaftliche Grundlagen, S. 11, veröffentlicht unter: www.aloecapensis.com/pdf/Aloe-capensis-Kraftwerk-Aloe-von-Wolfgang-Wirth.pdf

[63] Malachow, S. 96 ff.

[64] Spontane molekulare Zusammenlagerungen solcher Kolloide

[65] Weiteres Einkochen führt nach Malachow (S. 97) zum Verschwinden der Mizellen-Sechsecke und zur Entstehung einer seifigen, für Heilzwecke untaug-

eck-Aggregaten aneinander. Diese Sechseck-Aggregate erzeugen eine stehende Welle, die dem Viertelharn eine besondere Energiestruktur verleiht. Regelmäßige Sechsecke sind hochstabile geometrische Strukturen und die mächtigsten Akkumulatoren derartiger Supra-Energien. Die Natur nutzt diese Strukturqualität z.B. im Benzolring und in der Bienenwabe. Der Viertelharn, so Malachow, enthält solche Mizellen-Sechsecke und weist auf dieser Grundlage die höchste Energetik von allen Urinarten auf. Getrunken oder in die Haut massiert, erzeugt er durch diese Supra-Energie eine höhere Ordnung in den Gewebsstrukturen des Körpers. Als kolloidale Flüssigkeit ähnelt der Harn dem Hunza-Wasser[66] und verfügt wie dieses über lebensverlängernde Eigenschaften. Beim Eindampfen bleiben von den unseren Urin bildenden Varianten des Wassers, so Malachow[67], nur die gegen Temperatureinwirkung beständigsten bestehen, die weniger beständigen verdampfen. Das im Urin enthaltene Wasser mit einer normalen Kristallstruktur wird so auf ein wärmebeständiges, schwer zerstörbares und deswegen für den Organismus nützlicheres Wasser reduziert. Je länger ein flüssiger Kristall ist, umso nützlicher ist er für den Organismus. Gerade solche langen Flüssigkristalle werden im Viertelharn gebildet. Wechselt man das Wasser eines Körpers durch Wasser mit beständigerer kristalliner Struktur aus, kann man die Lebensdauer dieses Körpers, seine aktive, schöpferische Periode wesentlich verlängern. Wie uns das Shivambu Kalpa schildert, nutzten die alten vedischen

---

lichen Struktur!

[66] Das durch das Hunzatal im Himalaya fließende Gletscherwasser enthält Mineral-Kolloide und einen hohen Anteil negativ geladener Ionen. Diese Bestandteile geben ihm ein höheres, für den Körper nützlicheres Ordnungsgefüge, die flüssig-kristalline Struktur, wie sie Urin und Körperwasser eigen ist. Diese Struktur macht das Hunza-Wasser zu „lebendigem Wasser". Die Menschen im Hunzatal, die aus diesen Quellen ihren täglichen Wasserbedarf decken, sind bekannt wegen ihrer relativen Langlebigkeit.

[67] Malachow, S. 96,98

Rishis (Seher) diese Eigenschaften des Viertelharns zur Verlängerung des Lebens und zur Entwicklung schöpferischer Fähigkeiten[68].

Ein weiterer - über Malachow hinausführender - Forschungsansatz zur Klärung der Ursachen für die gesteigerte Wirkung des gekochten Urins liegt wahrscheinlich in der durch den Kochvorgang bewirkten Konzentrierung und Verfremdung von im frischen Urin enthaltenen Proteinen (Eiweißstoffe). Verfremdetes Eiweiß ist immunogener d.h., es provoziert eine sehr viel stärkere Immunantwort des Organismus als nicht verfremdetes Eiweiß.[69] Viel beschrieben ist z.B. das autologe **Stressprotein** Hsp60, das Hitzeschockprotein 60, das eine immunregulatorische Wirkung auf Zellen des natürlichen Immunsystems hat.
Es ist daher nicht auszuschließen, dass im gekochten Urin enthaltene verfremdete Proteine das Immunsystem anregen, sich durch Bildung von (sog. anti-idiotypischen) Antikörpern selbst herunter zu regulieren. Hier könnte auch die Erklärung zu finden sein, was dem gekochten Urin insbesondere bei der Heilung von Allergie-Erkrankungen den deutlichen Vorteil gegenüber dem frischen Urin verschafft.

Ganz gleich wie man zu Malachows Forschungen steht – seiner wissenschaftlichen Neugier und wohl auch seinem Sinn für Spiritualität ist es zu verdanken, dass die wahre Dimension des Shivambu Kalpa Vidhi wiederentdeckt und das Tor zu seiner wissenschaftlichen Betrachtung aufgestoßen worden ist.

---

[68] Shivambu Kalpa Vidhi, Vers 86-89

[69] Schmidt, Birnstiel, Steinlein, Buschle, Schweighoffer, Pharmaceutical Composition for Immunmodulation based on Peptides and Adjuvants, Februar 2009, pdf-Datei, RN 5-30, 45: www.freepatentsonline.com/EP0881906.html

Die Schwierigkeiten beim Erfassen der biogenen Stimulatoren liegt vielleicht auch darin, dass man im Lebendigen Stoff und Kraft (Energie) nicht trennen kann sondern man es hier mit zwei Seiten derselben Münze zu tun hat. Aus dieser Perspektive sind Malachows „Supra-Energien" und die „Stress-Eiweiße" der neueren Forschung möglicherweise keine sich ausschließenden sondern in verschiedenen Ebenen gleichzeitig wirkende Phänomene.

Nach der Lektüre von Prof. Pollacks Buch[70] über das EZ-Wasser bin ich nahezu überzeugt, dass er uns damit auch den Schlüssel zum Verständnis des gekochten Urins[71] an die Hand gegeben hat. Sie erinnern sich: Prof. Pollack beschreibt das EZ-Wasser u.a. als sehr viel stabiler, strukturbeständiger, als das die EZs umgebende normales Wasser, das sog. bulk-Wasser. Dass sich im Urin durch das ihn umgebende hydrophile Gewebe und die in ihm suspendierten hydrophilen Partikel relativ viel EZ-Wasser befindet, erscheint nach Prof. Pollacks Erkenntnissen unzweifelhaft.[72] Daher erscheint die Annahme nicht abwegig, dass beim Eindampfen des Urins das volatilere[73] bulk-Wasser verdampft und das stabilere EZ-Wasser zurück bleibt und dem Viertelharn eine höhere Energetik verleiht.[74]

---

[70] Wasser – Viel mehr als H2O

[71] ... sowie aller anderen arzneilichen Einkochungen, z.B. der ayurvedischen „decoctions", bei denen durch Einkochen eines Pflanzensaftes auf einen Bruchteil der Ausgangsmenge eine Art Potenzierung stattfindet.

[72] Siehe oben Seite 59

[73] leichter verdampfende

[74] Möglicherweise ist das ganz generell der biophysikalische Hintergrund arzneilicher Abkochungen. Mir stellt sich das so dar, dass das dabei zurück bleibende EZ-Wasser nicht nur quantitativ der Abkochung eine höhere Energetik verleiht, sondern dass es auch die darin enthaltenen pflanzlichen Partikeln vital aufwertet.

Die Heilwirkung des gekochten Urins

Die Heilanzeigen sind für den gekochten Urin grundsätzlich die gleichen wie für den frischen Harn, aber die vom gekochten Urin ausgehenden Heilanregungen sind deutlich intensiver.
Auf eine kurze Formel gebracht:
Der gekochte Urin hat gegenüber dem frischen Urin

- die stärker energetisierende,
- die stärker lösende und
- die stärkere immunogene, das Immunsystem anregende Wirkung.

Hieraus folgt: Der Viertelharn bewirkt bei Menschen aller Altersgruppen eine signifikante Beschleunigung des Heilungsgeschehens. Je jünger der Anwender, umso geringer kann die Dosierung sein. Für den chronisch Kranken, bei schweren Erkrankungen, für den Allergiker und für den älteren Menschen ist er eine durch nichts zu übertreffende Hilfe und sollte neben dem Morgenurin täglich angewendet werden. Mit Einsetzen der Pubertät bildet sich die Thymusdrüse zurück (*Involution*) bis beim Erwachsenen nur noch ein Thymusrestkörper übrig bleibt, der hauptsächlich aus Fettgewebe besteht. Die Aktivität der Thymusdrüsenzellen, die die für die Immunreaktion wichtigen T-Helferzellen bilden, nimmt kontinuierlich ab. Das Immunsystem stellt sich um von „Substanz- auf Feldschutz“ d.h., von Antikörperbildung auf die Herstellung von Antikörper-Kopien. Auch durch den Rückgang des hormonellen Geschehens, die allgemeine Schwächung aller Organfunktionen durch fortschreitende Verschlackung und parasitäre Belastung des gesamten Organismus verliert der frische Urin mit den Jahren an therapeutischer Wirksamkeit. Ab dem 55. bis 60. Lebensjahr sollten Sie daher auf jeden Fall zusätzlich zum Trinken des Morgenurins verstärkt auf den gekochten Urin zurück greifen. Auch bei chronischen Erkrankungen, Allergien und den schweren Zivilisationskrankheiten wie Krebs und Aids sollte immer auch der Viertelharn eingesetzt werden; er ist deutlich immunogener als der frische Harn.

Durch die konzentrierten Harnsalze hat der Viertelharn eine wesentlich stärkere osmotische, lösende, reinigende und abführende Wirkung. Malachow nennt ihn deswegen auch „den Abreißer". Seine gesteigerte Lösungskraft hilft überall da wo Körpersäfte eingedickt und zum Stocken gekommen sind, sich Ablagerungen und Konglomerate gebildet haben. Er hilft vorzüglich bei Wucherungen und Polypen in allen Geweben des Nasen-Rachenraums und Magen-Darmtrakts und reinigt diese Gewebe gründlich von Schleim, Schlacken, Ablagerungen und Steinen sowie Parasiten. Er wirkt wie ein starkes – nebenwirkungsfreies – Antibiotikum. Wer ihn partout nicht trinken mag, kann ihn auch über Einläufe für den Körper nutzbar machen. Er entfernt Darmsteine, Fäulnis in den Darmtaschen und Wucherungen, beseitigt Parasiten und heilt Divertikel und Hämorrhoiden, regt den Darm an und fördert den Stuhlgang. Getrunken oder per Einlauf angewendet, reichen seine beschriebenen Wirkungen über die Darmwand hinaus in die gesamte Bauchhöhle und die in ihr liegenden Gefäße und Organe.

Wie die stark mit Salz angereicherte Tränenflüssigkeit hat er vorzügliche Wunddesinfektions- und -heilwirkung; für Haut und Haar ist er ein Heil- und Verjüngungsmittel, das seines gleichen sucht. Wie der stark mit Salz angereicherte Schweiß erhöht er signifikant die Leitfähigkeit der Haut und die Energiezufuhr aus dem uns umgebenden energetischen Feld.

Eine weitere Anhebung der Energie im gesamten Organismus bewirkt er durch seine hohe Eigenschwingung aufgrund der im Einkochprozess gebildeten biogenen Stimulatoren. Diese im Feinstofflichen wirkenden Energien heben die Schwingung und Ordnung des psycho-physischen Gesamtorganismus auf eine höhere Ebene, wirken neurophysiologisch belebend und ordnend bis ins Gehirn, steigern die Lebenskraft wie Hunza-Wasser.

Der Viertelharn in der Praxis

Es ist nicht immer leicht, jemanden von den Segnungen der Harntherapie so zu überzeugen, dass er außer verständnisvollem Kopfnicken auch zur Anwendung schreitet, und beim gekochten Harn stehen auch alte Urinanwender heftig auf der Bremse. Aber die Mutigen sterben nicht aus und die Verzweifelten leider auch nicht. Und so können wir Ihnen inzwischen auch einige Fallberichte zum Heilerfolg des Viertelharns mitteilen:

Die oben dargestellten Eigenschaften des Viertelharns zeigten sich sehr schön in einer ayurvedischen Pulsdiagnose :

- Testperson weibl., 66 J.,
- Einnahme von 60 ml Viertelharn, zwei Wochen alt,
- Pulsdiagnose vor und 15 Min. nach der Einnahme.

Ergebnis:
- Dringt sehr schnell ins Blut ein, Blutfluss in den Adern glatter, Blutdruck stabiler;
- *Prana Vata niedriger*

Prana Vata regelt die Sinne, das kreative Denken, die Begeisterung aber auch die Angst. Eine Beruhigung von Prana Vata bedeutet größere seelische Ausgeglichenheit.
- *Ranjaka Pitta ausgeglichener*

Ranjaka Pitta bestimmt die sekundäre Verdauung und Blutbildung, hat Bezug zur Leber.
- *Rasa Dhatu angehoben,*

was einen ausgleichenden Effekt auf Kapha-Dosha mit beinhaltet. Rasa Dhatu („Nährplasma“) ist das erste der sieben ayurvedischen Gewebetypen. Es umfasst Blutplasma, Serum, Lymphe und Gewebeflüssigkeit. Es besteht hauptsächlich aus dem Element Wasser und hat die Aufgabe von Priana, was so viel wie Ernährung bedeutet.

In ayurvedischer Terminologie sind die vorstehenden Feststellungen wie folgt zu deuten: Die Testmenge Viertelharn wirkte bei der Testperson wie ein starkes Rasayana, das sehr schnell gewebewirksam wurde und alle drei Doshas ausgleichend beeinflusste.

In hiesiger naturheilkundlicher Terminologie bedeuten die Feststellungen des Pulsdiagnostikers: Die Testmenge Viertelharn zeigte bei der Testperson einen positiven Einfluss auf die psychophysische Balance durch eine hohe Penetrationsfähigkeit, Glättung des Blutflusses, Stabilisierung des Blutdruckes und Verbesserung der Blutqualität sowie eine gewebenährende und eine psychisch ausgleichende Qualität.

◆

Ein heute 59-jähriger Patient zeigte seit ca. 9 Jahren stetig ansteigende PSA-Werte, obwohl er frischen Urin konsumierte. Mitte 2008 lag der PSA-Wert bei 6,8. Nach einer Magnetresonanztomographie wurde ein Prostata-Karzinom diagnostiziert, die anschließende Biopsie war allerdings negativ. Eine PET-Untersuchung im Dezember 2009 bestätigte eine starke Prostatavergrößerung (um ca. 80 Gramm) mit nicht metastasierenden Karzinomzellen im Kern. Schließlich lag der PSA-Wert bei 10,58.
Ende 2009 entschloss sich der Patient schweren Herzens zusätzlich zum frischen Morgenurin auch noch gekochten Urin zu nehmen. Nach drei Tagen manifestierte sich eine generalisierte Neurodermitis, die zwei Wochen lang andauerte. Danach war die Haut befundfrei und nach vier Wochen der PSA-Wert auf 8,3, die Anstiegsgeschwindigkeit von vorher 6,4 auf 1,6 zurückgegangen.

Leider stellte der Patient danach den Konsum des gekochten Urins ein, nahm aber den frischen Urin weiter und in Eigenverantwortung auch MMS (siehe dazu unten, Kapitel VI, Jim Humble MMS).
Wegen Miktionsbeschwerden durch die starke Vergrößerung der Prostata unterzog sich Patient im Sommer 2010 einer Laseroperation, wobei 70 Gramm Prostatagewebe entfernt wurden. Im Biopsie-Material konnten keine malignen Zellen mehr nachgewiesen werden.
Der Fall zeigt, dass im fortgeschrittenen Alter bei schweren Erkrankungen der frische Urin alleine nicht mehr ausreicht. Erst durch den gekochten Urin wurde der Heilungsprozess angeschoben und gingen die PSA-Werte zurück.

◆

Ein damals 52-jähriger Patient kam im Februar 2009 in meine Praxis. Bei ihm war ein Leberkarzinom entdeckt und im August 2008 der rechte Leberlappen entfernt worden. Im Nachwachsenden Lebergewebe hatten sich alsbald wieder Metastasen gezeigt.
Ich behandelte ihn mit naturheilkundlichen Präparaten und riet ihm erfolgreich zur Einnahme des frischen und gekochten Urins. Seitdem ist der Prozess im Bauchraum angehalten; es haben sich keine weiteren Metastasen gebildet. Der Patient lebt trotz fortbestehenden Befundes seit zwei Jahren ein relativ beschwerdefreies Leben, obwohl seine Blutwerte bei weitem noch nicht in der Norm sind: Zum ersten Mal seit dem Eingriff sind Gallenfluss, Verdauung und Stuhlgang in Ordnung, keine Bauchschmerzen mehr aufgetreten und die Gelbfärbung der Haut verschwunden.

◆

Ende Februar 2009 konsultierte mich ein damals 49-jähriger Mann wegen rezidivierender Blasenentzündungen und Schmer-

zen in den Oberschenkeln, besonders nachts. Die Rückenbehandlung zeitigte keine Besserung und im März wies das Ergebnis der Blutuntersuchung einen PSA-Wert von 1000 aus. Die Folgeuntersuchungen zeigten ein Prostatakarzinom, Knochenmetastasen in Becken und Oberschenkeln, Lymphknotenmetastasen im Bauchraum.
Auf meinen Rat nahm er frischen und gekochten Urin und in Eigenverantwortung MMS sowie auf Anraten seines Arztes zusätzlich Hormone. Ende 2009 war der PSA-Wert auf 209 zurückgegangen und der Patient wieder so gut bei Kräften, dass sein Arzt meinte, man könne jetzt eine intraläsionale Radionuklid-Therapie bei der Prostata und den Leistenlymphknotenmetastasen durchführen. Im Juli 2010 folgte eine Chemotherapie. Danach trat eine stetige Verschlechterung des Allgemeinzustandes ein bis zum erkennbaren körperlichen Verfall bei starken Schmerzen, die nur mit Morphinen etwas einzudämmen sind.

◆

Im September 2008 begab sich eine damals 39 Jahre alte Frau in meine Behandlung. Sie hatte eine lange Leidensgeschichte mit starken Rückenschmerzen und vergeblichen orthopädischen Behandlungen hinter sich, als schließlich Tumorgewebe neben der Wirbelsäule und Lebermetastasen festgestellt wurden. Daraufhin waren im Juli 2008 metastasiertes Lebergewebe und Tumorgewebe neben der Wirbelsäule im Malignen entfernt und danach eine chemotherapeutische sog. TACE-Behandlung durchgeführt worden. Der klinische Befund von August 2008 lautete: „Hochmaligner Karzinoid-Tumor links retroperitoneal mit diffusen Lebermetastasen."
Ich behandelte sie von September 2008 bis Mai 2009. Sie nahm frischen und gekochten Urin, naturheilkundliche Präparate und in Eigenverantwortung auch MMS. Bis Mai 2009 verbesserte sich ihre Lebensqualität deutlich und es kam nur noch gelegentlich zu

Schmerzattacken. Als ich Mitte 2009 im Urlaub war, brach sie auf Drängen ihres Ehemannes die Behandlung bei mir ab und unterzog sich einer Radiotherapie. Am 19.11.2009 kam sie wieder zu mir, austherapiert und mit Bauchwasser, und wollte wieder naturheilkundlich vorgehen. Ich konnte nichts mehr für sie tun. Im Oktober 2010 ist sie gestorben.

◆

Im Jahr 2003 suchte mich ein damals 58-jähriger Mann auf, bei dem 89 Dickdarmtumore festgestellt worden waren. Die Ärzte hatten zu einer Totaloperation des Dickdarms mit der Folge eines künstlichen Darmausgangs geraten. Er sagte mir, dazu könne er sich nicht verstehen, auch wenn er sterben müsse, er wolle aber wenigstens noch seinen 60sten Geburtstag erleben.
Ich behandelte ihn naturheilkundliche und gezielt gegen Parasiten und riet ihm erfolgreich zum Konsum von frischem und gekochtem Urin. Nach 18 Monaten waren alle Darmtumore verschwunden bis auf einen stark blutenden Tumor, wohl der Primärtumor, im Rectum. Trotz Drängens der Ärzte lehnte er eine Operation und Fremdblut ab und setzte die Therapie bei mir fort.
Der Therapie-Durchbruch kam im Dezember 2010 nach einer zusätzlichen Leberreinigung nach H.Clarck (siehe Kapitel VI, Leber/Gallen- und Nierenreinigung), seitdem findet er kaum noch Blut im Stuhl und sein Hämoglobin-Wert ist fast in der Norm. Auch ihn muss ich immer wieder neu motivieren, den gekochten Urin beizubehalten, wenn er sich gut fühlt, hört er einfach damit auf. Seit sieben Jahren hat er keinen Tag Arbeitsausfall zu verzeichnen.
Sein Bruder erkrankte drei Jahre nach ihm, also etwa 2006/2007, an einem Darmtumor, der operativ behandelt wurde. Sechs Monate später verstarb er.

Besser als alle Worte und Beispiele überzeugt die eigene Erfahrung. Überwinden Sie die ganz normale innere Hemmschwelle gegen das Abkochen und Trinken von Viertelharn und wenden Sie ihn vier Wochen lang an, äußerlich und innerlich. Wenn Sie danach pausieren, werden Sie merken, dass Ihnen etwas fehlt, weil Sie einfach nicht mehr „den Wind unter den Flügeln" haben und die ausgeglichene Stimmung wie zuvor.

Kapitel V
Die Urinanwendungen

Sowohl frischen wie gekochten Urin können sie grundsätzlich im und am ganzen Körper anwenden.

Wenn Sie mit der Urintherapie (frisch und/oder gekocht) beginnen, sollten Sie Ihren **Salzkonsum reduzieren** und nur gutes Salz verwenden, Himalaya-Kristallsalz oder Steinsalz ist wegen seiner weniger erhitzenden Qualität dem Meersalz vorzuziehen. Diese Empfehlung sollten Sie besonders konsequent beherzigen, wenn Sie mit gekochtem Urin therapieren wollen. Bei salzarmer Kost schmeckt er recht verträglich; wenn er zu salzig ist, ist er schon eine Strapaze für das Geschmacksempfinden.

Verwendet wird immer der Mittelstrahl, d.h. der erste und der letzte Strahl gehen in die WC-Schüssel. Menschen, die häufig aber stets nur geringe Mengen Harn lassen können, sollten jeweils nur einen kurzen Strahl weggeben. Den Mittelstrahl fängt man in einem sauberen **Glas oder Kupferbecher** auf. Was man nicht sogleich trinkt, sammelt man in einem verschließbaren Glasgefäß für das Abkochen, für Wickel und Auflagen. Gut zum Sammeln eignen sich Weithalsflaschen oder Einmachgläser (1/2 bis 1 Liter) aus klarem oder dunklem Glas. Bis man mit dem Abkochen beginnt sollte der Urin an einem kühlen Ort stehen.

Das Abkochen

Wir empfehlen, für die Therapie mit gekochtem Harn mit einer kleineren, durch vier teilbaren Menge zu beginnen, etwa mit einer Ausgangsmenge von 400 ml, das ergibt 100 ml Viertelharn.

Unschädlich ist es, wenn sie die Ausgangsmenge nicht ganz bis auf ein Viertel eindampfen, auch eine Einkochung auf ein Drittel oder die Hälfte tut gute Dienste. **Auf keinen Fall sollten Sie aber weiter als auf ein Viertel einkochen. Wenn das doch einmal passiert, weil Sie abgelenkt waren und den richtigen Zeitpunkt verpasst haben, sollten Sie die verbliebene Flüssigkeit weggießen.** Zu starkes Einkochen des Urins führt nach Malachow (S. 97) zum Verschwinden der Mizellen-Sechsecke und zur Entstehung seifiger, für Heilzwecke untauglicher Struktureigenschaften.

Der Urin wird immer **im offenen** Glas-, Keramik- oder Ton-**Gefäß** (nicht in einem Metalltopf!) gekocht, damit das Wasser schnell verdampfen kann. Denken Sie daran, dass das Einkochen Gerüche erzeugt, die man nicht gerne in der Wohnung hat. Je nach Beschaffenheit des Urins kann es beim Abkochen in einem Glas oder Keramik-Topf (im Tontopf nicht) in dem fortgeschrittenen Konzentrat zu Schaumbildung und kleinen Explosionen kommen. Das hat nichts zu bedeuten, führt aber zu Spritzern, die Sie nach Beendigung des Kochens leicht abwaschen können sollten. Sobald solche Knallgeräusche auftreten, kann man auch einen Pfannen-Spritzschutz über das Kochgefäß legen. Die Geruchsbelästigungen kann man minimieren, indem man für das Einkochen einen Raum wählt, der etwas von den Wohnräumen entfernt liegt und gut ins Freie zu belüften ist. Sehr gut zum Abkochen eignet sich der Balkon oder ein nach draußen weit zu belüftendes Badezimmer oder die Waschküche.

Legen Sie sich **eine Kochplatte zu, die mindestens eine Leistung von 1500 Watt** bringt, sonst dauert das Einkochen zu lange. Benutzen Sie für das Einkochen ein feuerfestes Gefäß, z.B. eine feuerfeste Glasschüssel (ohne Deckel) oder ein Borosilikat-Becherglas oder einen feuerfesten Tontopf, dessen Boden nicht grösser als die Kochplatte ist.

Borosilikat-Messbecher haben eine Skalierung, an der Sie den Flüssigkeitspegel ablesen können. Hat Ihr Glasgefäß keine Skalierung, dann sollten Sie außen an der Gefäßwand mit einem wasserfesten Marker den Pegel der Menge, die nach dem Einkochen übrig bleiben soll, markieren, indem Sie eine entsprechende Menge heißes (!) Wasser in das Gefäß gießen und die Markierung über dem Wasserstand anbringen. Das hilft, den richten Zeitpunkt nicht zu verpassen, wann man das Gefäß vom Feuer nehmen muss.

Auf Anraten des Ayurveda-Vaidyas benutzen und empfehlen wir seit Mitte 2010 zum Abkochen einen *feuerfesten Tontopf*[75], so wie es auch im Urtext, dem Shivambu Kalpa Vidhi, empfohlen wird. Seitdem spritzt nichts mehr, das Eindampfen geschieht sanft, ohne wildes Gebrodel. Der Viertelharn aus dem Tontopf ist bei weitem angenehmer zu trinken als das Konzentrat aus einem Glas- oder Keramik-Gefäß, er ist weicher und milder.

Legen Sie den Tontopf vor jeder Benutzung eine viertel Stunde ins Wasserbad, damit der Ton sich mit Wasser vollsaugen kann – sonst saugt er den Urin an und der schmort dann auf der Platte. Am besten ist es, wenn sie den Topf nach dem Einkochen gut mit heißem Wasser (ohne Spülmittel) reinigen und ihn dann in einem Eimer mit frischem Wasser bis zur nächsten Benutzung aufbewahren; vor der nächsten Benutzung dann nur noch mit frischem Wasser ausspülen und gut abtrocknen. Gießen Sie vor der ersten Benutzung 100 oder 200 ml heißes Wasser(so viel, wie Sie nach dem Eindampfen zurückbehalten wollen) in den Topf und markieren sie sich mit einem spitzen Gegenstand den

---

[75] Den „Kartoffel-Röster“ der Firma Römertopf, der zur Anwendung auf der Herdplatte geeignet ist. Dieser Topf oder ein vergleichbar feuerfester wird von der Firma leider nicht mehr hergestellt. Jeder Töpfer kann aber einen solchen feuerfesten (unglasierten!) Tontopf herstellen.

Wasserstand. Das ist dann der Pegel, bis zu dem sie die vierfache Ausgangsmenge eindampfen wollen.

Bei den ersten Einkochungen, (nicht vergessen: ohne Deckel) sollten Sie am besten häufiger nachschauen, wie weit die Ausgangsmenge runter gekocht ist. Die Kochzeit variiert nach Größe des Gefäßes, Heizleistung der Kochplatte, Ausgangsmenge, Raumtemperatur und Beschaffenheit des Urins. Nach zwei, drei Abkochungen weiß man, wie lange es ungefähr dauert, und kann sich die Zeituhr einstellen. **Stellen Sie die Zeituhr immer** und **spätestens**, wenn nur noch eine geringe Menge bis zur Markierung verdampfen muss. Die letzten fünf Minuten verpasst man schnell: Das Telefon klingelt, ein Familienmitglied hat eine wichtige Frage, man könnte rasch noch in die Waschküche gehen, usw. und schnell ist der Urin vergessen und bis auf ein trübes Nass, das Sie gleich entsorgen können, oder gar zu einer braunen Kruste verdampft.

Wenn der markierte Pegel erreicht ist, das Gefäß vom Feuer nehmen, sofort ins kalte Wasserbad stellen und auf gehobene Körpertemperatur (37/38°) abkühlen. Vom abgekühlten Viertelharn so viel abzweigen, wie Sie für die Körpereinreibung verwenden wollen, den Rest trinken.

Hinweis: Alle nachfolgenden Viertelharn-Anwendungen können Sie auch mit frischem Urin ausführen!

Die Körpereinreibung

Wenn Sie sich nicht sofort einreiben wollen oder können, sollten sie den inzwischen abgekühlten Viertelharn vor der Einreibung im Wasserbad wieder auf Körpertemperatur anwärmen.

Die Körpereinreibung am besten in der Badewanne oder Dusche vornehmen, wo Tropfen anschließend sofort weggeduscht werden können. Den Urin mindestens eine halbe Stunde einwirken lassen, am besten länger; noch besser ist, ihn über Nacht auf der Haut zu lassen – wenn der Partner nicht protestiert.

Wir empfehlen, die Körpereinreibung vom Scheitel bis zur Sohle vorzunehmen, den Urin also gut auch in die Kopfhaut einzumassieren und zuletzt gründlich auch die Haut zwischen den Zehen und unter der Fußsohle einzureiben. Nach der gewünschten Einwirkungszeit duschen. Wenn Sie nicht täglich die Haare einreiben und waschen wollen, dann empfiehlt es sich auf jeden Fall, vor jeder Kopfwäsche den gekochten Urin aufzutragen, den Kopf mit einem Handtuch zu umwickeln und den Urin mindestens eine halbe Stunde einwirken zu lassen. Sie können Ihrer Kopfhaut und Ihrem Haar keinen besseren Dienst erweisen. Kopfschuppen, zu fettiges Haar und Haarausfall werden gleichermaßen bald der Vergangenheit angehören. Er wirkt entschlackend, tonisierend und heilend auf den ganzen Kopf ein. Menschen, die häufiger unter Kopfschmerzen leiden, tun gut daran, nicht nur den Kopf sondern auch die Schulter- und Nackenpartie einzubeziehen.

Anwendungen im Kopfbereich

Zusätzlich zur Einreibung empfiehlt sich der gekochte Urin generell und besonders bei Problemen im Kopfbereich für:
Nasenspülungen,
Augenbäder oder Augentropfen,
Ohrentropfen,
Mundspülungen.

Die vorgenannten **Spülungen und Tropfen** sind separat sowie zusammen mit der Körpereinreibung eine äußerst wirksame

Vorbeugung und Hilfe bei allen Erkrankungen im Kopfbereich: Migräne, Stirn- und Nasennebenhöhlenerkrankungen, Polypen, trockene Nasenschleimhaut mit häufigem Nasenbluten, allergische Reaktionen, trockene Augen, Mittelohrentzündungen, Entzündungen und Infektionen im Mund- und Rachenraum, Zahnfleischbluten und Mundgeruch – um nur einige zu nennen.

Bei **Nasenspülungen und Urinanwendungen am Auge** ist besonders auf eine kochsalzarme Ernährung zu achten oder besser anfangs statt des Viertelharns einen nur auf die Hälfte herunter gekochten Urin zu verwenden oder den Viertelharn mit Wasser oder frischem Urin zu verdünnen.

Für **Augenbäder** kann auch eine kleine Menge Viertelharn eine Weile in den (gut gereinigten) Mund genommen und mit Speichel verdünnt werden. Das im Speichel enthaltene Ptyalin hilft zusätzlich, fettgebundene Schlacken zu lösen, - sehr zu empfehlen für Menschen, die um die Iris einen Cholesterinring, den sog. arcus senilis, entwickeln. Den (ggf. eingespeichelten) Urin in zwei Augenbadgläser füllen (wahlweise können auch kleine Schnapsgläser oder Dosier-Becher verwendet werden), die geschlossenen Augen auf die Gläschen drücken, den Kopf in den Nacken legen, Augen öffnen, Augapfel mehrfach nach oben und unten, rechts und links bewegen, abschließend mehrmals die Augenlider öffnen und schließen. Danach den Kopf wieder nach vorne beugen, die Gläschen von den Augen nehmen und die Feuchtigkeit um die Augen leicht verreiben und eintrocknen lassen.
Einfacher geht's so: Die Gläschen randvoll befüllen, über das Waschbecken gebeugt die geöffneten Augen auf die Gläschen drücken und die vorbeschriebenen Bewegungen ausführen.
Das Augenbad darf ruhig ein wenig (!) brennen, das regt den Tränenfluss und damit die Reinigung an. Wenn der Viertelharn allerdings unangenehm reizt, sollte er mit etwas Wasser oder Speichel verdünnt werden. Speichel ist als Verdünnungsmittel

immer vorzuziehen – nur nicht vergessen, den Mund vorher gut zu reinigen und mit klarem Wasser auszuspülen.

Nasenspülungen sind ähnlich leicht zu bewerkstelligen: Ein wenig Viertelharn (ggf. mit Speichel oder Wasser verdünnt) in die linke Hand geben, das rechte Nasenloch zuhalten und den Urin mit dem linken Nasenloch hochsaugen. Das rechte Nasenloch geschlossen halten und die Luft durch das linke Nasenloch hochziehen, dabei mit dem linken Mittelfinger auf den linken Nasenflügel klopfen, sodass der Luftstrom durch das linke Nasenloch in kurzen Abständen unterbrochen wird – dadurch verteilt sich die Feuchtigkeit besser in die Nasennebenhöhlen. Dann die gleiche Prozedur mit dem rechten Nasenloch wiederholen. **Ganz wichtig: Wenn die Nase verstopft ist, nicht versuchen, den Urin mit Gewalt hochzuziehen!** Die Anwendung mehrmals behutsam wiederholen und die Nase schnäuzen, es wird nicht lange dauern, bis der Urin den Schleim in Fluss bringt und die Nase frei wird – und bei täglichen Nasenspülungen auch frei bleibt.

Inhalieren von Urin

Viele, die Urin nicht trinken wollen, haben keine Probleme, ihn auf die Haut zu reiben oder ihn zu inhalieren. Das Inhalieren von frischem und gekochtem Urin ist fast genauso wirkungsvoll wie das Trinken und für Personen mit Asthma-, Lungen-, Bronchial- und / oder Allergie-Problemen immer angeraten.

Eine Methode für Anwender ohne Berührungsängste bei Urin ist das Inhalieren im herkömmlichen **Kopfdampfbad**, das zugleich auch eine pflegende und nährende Verjüngungskur für die Gesichtshaut ist. Anwender, die es lieber „nicht so direkt mitbekommen" möchten, sollten den Urin mit einem **Inhalator** einatmen. Bei der feinen Zerstäubung in den heute handelsüblichen Inhalations-Geräten ist das Inhalat so gut wie geruchsfrei.

Beim Inhalieren sollte man, wie bei allen Urinanwendungen, nicht vergessen, dass es zunächst zu Heilreaktionen kommen kann, sie scheinen beim Inhalieren schneller „angeschoben" zu werden.

Wickel und Auflagen

Bei Hals- und bei Gelenkschmerzen, bei Krampfadern und bei Wunden aller Art können Sie **Wickel und Auflagen** mit gekochtem Urin machen, am besten über Nacht. Auch bei Organerkrankungen empfehlen sich nächtliche Wickel oder Auflagen auf das erkrankte Organ. Bei Verbrennung und Sonnenbrand sowie Insektenstichen aller Art reichen oft bloße Einreibungen, bei Blasenbildung und nässende Hautbeeinträchtigungen sowie Spinnen- und Zeckenbiss, Bienen- und Schnakenstichen helfen Auflagen, die man längere Zeit einwirken lässt und gelegentlich wieder anfeuchtet. Es gibt zahlreiche Berichte aus Indien und Lateinamerika, wo selbst Schlangenbisse mit Urintrinken und Urinauflagen überlebt und geheilt worden sind. Bei Gelenksproblemen sind mit Viertelharn angerührte **Lehmpackungen,** die so umwickelt sein sollten, dass sie langsam abtrocknen können, eine hervorragende und rasche Hilfe. Malachow berichtet von einer Patientin, die binnen weniger Monate schmerzfrei war und bei der sich selbst die starken Gelenksdeformationen wieder zurück gebildet hatten.

Anwendungen in Darm und Scheide

Einläufe und Miniklistiere helfen bei Verstopfung, Darmpolypen, Divertikeln, Parasiten und Pilzen im Darm und Hämorrhoiden. **Harngetränkte Tampons** helfen bei Pilzen und Infektionen in der Scheide, Ausfluss, Scheidentrockenheit und Menstruationsbeschwerden. Zur Vorbeugung gegen Unterleibsprobleme jeglicher Art ist jede Frau gut beraten, die Scheide täglich mit Morgenurin zu spülen. Mit einer 50 bis 100 Milliliter fassenden Gummiklistierspritze, die Sie in jeder Apotheke oder im Sanitätsfachgeschäft bekommen, ist dies über dem Toilettenbecken diskret, schnell und leicht zu bewerkstelligen.

Ganz wichtig: Für Scheidenspülungen und Darmeinläufe immer zwei verschiedene Klistierspritzen verwenden und beide voneinander getrennt aufbewahren! Auch zu Viertelharn-Anwendungen in Darm und Scheide zunächst den Viertelharn verdünnen - am besten mit frischem Urin, es kann aber auch Wasser sein - oder Einhalb- oder Eindrittelharn verwenden. Wenn Sie Erfahrungen gewonnen haben, wie Sie darauf reagieren, können Sie (bei Bedarf, z.B. Candida-Infektionen) auch unverdünnten Viertelharn verwenden. Für die tägliche routinemäßige Scheidenspülung ohne akuten therapeutischen Anlass zur Vorbeugung und Pflege der Scheidenschleimhaut empfehlen wir, den frischen Morgenurin zu nehmen.

Bäder mit Urin

Fuß- und Handbäder wirken Wunder bei Haut- und Nagelpilz, Hühneraugen, Warzen. Zum Fuß- und Handbad nimmt man den unverdünnten Urin.

Vollbäder mit Urin gehen in ihrer Wirkung weit über die Haut hinaus. Man nimmt dafür etwa einen Liter frischen Urin oder 200 bis 400 ml gekochten.

Einige allgemeine Regeln

Wenn eine **tägliche Anwendung** Sie zeitlich überfordert, dann ist auch eine einmalige Einreibung, z.B. regelmäßig am Wochenende, von großem Wert. Urin ist ein ganzheitlich wirkendes Tonikum, das Ihren gesamten Organismus in Richtung Heilung und

Normalisierung beeinflusst, wie schnell und wie gründlich bestimmen Sie durch die Häufigkeit der Anwendung und auch ein kleiner Schritt in die richtige Richtung ist immer besser als gar keiner.

Sämtliche oben geschilderten Anwendungen können Sie auch mit frischem Urin machen.

Dabei gilt für die Anwendung auf der Haut die Faustregel: Frischer Urin entwickelt das Maximum seiner Heilwirkung, wenn er getrunken wird. Für die Ganzkörpermassage sind Sie mit gekochtem Urin besser beraten. Über die Haut in den Körper gebracht, bewirkt der gekochte Urin eine deutlich gesteigerte Energetisierung des gesamten Organismus. Einmal, weil er über die feinstoffliche Energie der sog. biogenen Stimulatoren die Ordnung des Gesamtorganismus auf eine höhere Ebene hebt. Zum anderen, weil er durch die konzentrierten Harnsalze – wie z.B. auch der Schweiß - die Leitfähigkeit der Haut steigert und die Energiezufuhr aus dem uns umgebenden energetischen Feld erhöht.

Für die Belebung feinstofflicher Prozesse ist der frische Urin aus den im Shivambu Kalpa angedeuteten und von Malachow entschlüsselten Gründen nicht zu empfehlen. Das bedeutet aber nicht, dass frischer Urin für Heilanwendungen auf der Haut gänzlich abzulehnen ist. Bei allen Hauterkrankungen und Wunden tut auch frischer Urin gute Dienste. Nur von der regelmäßigen täglichen Ganzkörpereinreibung mit frischem Urin sollte man Abstand nehmen und dafür immer gekochten Urin verwenden.

Als weitere Faustregel gilt: Je jünger und weniger krank Sie sind, umso ausgiebiger können Sie mit frischem Urin zu Werke gehen. Je älter und/oder kränker Sie sind und wenn Sie einen Heilungsprozess beschleunigen wollen, umso häufiger und in größeren Mengen sollten Sie den gekochten Urin einsetzen.

Die dritte Faustregel lautet: Auf das Trinken des frischen Nacht- und Morgenurins sollten Sie nie verzichten, es reichen einige Schlucke bis zu einem halben Glas und natürlich darf es auch mehr sein. Dies gilt für Menschen aller Altersgruppen und Befindlichkeiten. Der zwischen dem Zubettgehen und dem Frühstück gelassene Urin ist der gehaltvollste und psychisch wirkungsvollste. Nachts verarbeiten Sie die Eindrücke des Vortages, der „energetische und physiologische Fingerabdruck“ dieser Schlaf- und Traumarbeit und wichtige Hormone befinden sich im Nacht- und Morgenurin.

Was Sie vom Nacht- und Morgenurin nicht trinken, sollten Sie für die Abkochung sammeln oder für Heilanwendungen. In sauberen Glasgefäßen kühl gestellt, können Sie frischen Harn bis zu sieben Tagen aufbewahren und verwenden, abgekochten Urin auch länger. Urinexperten schwören darauf, dass der Urin mit jedem Tag besser wird, aber bitte auch alten frischen Urin nicht zur regelmäßigen Körpermassage verwenden!

Der günstigste Zeitpunkt für die routinemäßigen Urinanwendungen (Trinken, [Ganz-]Körpereinreibung):
Für die **Viertelharn-Routine** (Trinken und Einreibung) ist nach unseren eigenen Erfahrungen die Zeit vor dem Zubettgehen empfehlenswert. Die Stunden des Schlafes dienen der Reinigung und Regenerierung des Gesamtorganismus, dabei leistet der getrunkene und in Haar und Haut eingeriebene Viertelharn hervorragende Unterstützung. Im Fall akuter oder chronischer Erkrankungen wird man ihn zusätzlich auch über Tag einsetzen.
Den frischen Nacht- und Morgenurin wendet man am besten sofort nach dem Wasserlassen noch körperwarm an (Trinken, Spülungen), pur oder angereichert mit Viertelharn.

Urininjektionen

Urininjektionen sind eine in der Praxis seit Jahrzehnten bewährte Anwendungsvariante. Entgegen der Darstellung im Internetauftritt einer großen gesetzlichen Krankenkasse sind die Wirkungen dieser Anwendungsform auch in klinischen Forschungen belegt.[76]

Der Mittelstrahlurin ist - penible Hygiene beim Urinieren in ein steriles Gefäß vorausgesetzt - beim gesunden Menschen keimfrei und kann sofort injiziert werden. Besonders bewährt hat sich diese Anwendung bei der Behandlung von Allergien, allen Erkrankungsformen des Immunsystems sowie in der Migräne- und Schmerztherapie.

Wir sind jedoch mit Martha M. Christy[77] der Meinung, dass sich im Regelfall mit der oralen Anwendung genauso gute Resultate erzielen lassen. Wenn sich mit der oralen Anwendung und Einreibungen sowie etwas Geduld in einem überschaubaren Anwendungszeitraum keine befriedigenden Ergebnisse einstellen sollten, dann ist es ratsam, einen Urintherapeuten zu konsultieren und sich Urininjektionen verabreichen zu lassen. Der oben[78] wiedergegebene Bericht der Spanischlehrerin zeigt, dass die Erfolge oft verblüffend sind. Sehr rasch werden Sie auf diese Weise auch die erforderlichen zuverlässigen Kenntnisse erwerben, um sich die Injektionen selber setzen zu können.
Weitere Ausführungen zu dieser Anwendungsform finden Sie im Buch von Dr. Johann Abele.[79]

---

[76] Siehe die zahlreichen Berichte bei Christy, S. 91 – 97, 107 – 111, 164 - 168
[77] Christy, S. 228 f.
[78] S. 32
[79] Die Eigenharnbehandlung, siehe Literaturverzeichnis

Die Urinfastenkur

Bei ernsthaften Erkrankungen, für alle, die ihren Körper einmal gründlich entschlacken wollen oder einfach nur eine optimale Ausgangssituation für den Beginn mit der Urintherapie schaffen und den Körper für die Heilung umstellen möchten, empfiehlt es sich, den Einstieg in die Urintherapie mit einer 10 - 14-tägigen Urinfastenkur zu beginnen. Eine solche Kur sollte am besten einmal jährlich wiederholt werden.

Anfänger und nicht sehr widerstandsfähige Personen sollten das Urinfasten in den Urlaub legen, und zwar so, dass Sie nach Ablauf der für das eigentliche Fasten gesetzten Zeit noch mindestens 4 bis 6 Tage frei haben, um sich unbelastet wieder auf eine normale Ernährung umstellen zu können.

In seltenen Fällen kann es beim Urinfasten zu Komplikationen kommen. Eine Dame (70) berichtete, sie habe am dritten Tag abends leichte und am vierten Tag heftige, bisweilen bis in den Rücken ausstrahlende, Magenschmerzen bekommen, begleitet von saurem Aufstoßen bis hin zum Wasserspeien (Wasserkolik). Solche Komplikationen sind selten, es ist der erste Fall, der uns in 28-jähriger Urinpraxis und seit Erscheinen dieses Buches im Jahr 2010 bekannt geworden ist. In derartigen Fällen sollte man das Fasten abbrechen und die zugrunde liegende Symptomatik abklären lassen. Urin holt nichts aus dem Körper heraus, was nicht vorher schon drin war!

Für die Urinfastenkur verwendet man den frischen Urin und zwar den gesamten Tagesharn, also bei jedem Wasserlassen jeweils den Mittelstrahl noch warm trinken.

An den ersten beiden Tagen sind zusätzlich noch zwei Liter guten, kohlensäurefreien Wassers zu trinken. Ab dem dritten Tag

werden Sie so viel Urin ausscheiden, dass sich das Wassertrinken erübrigt. Essen sollen Sie während der ganzen Zeit nichts, Sie werden alsbald auch keinen Hunger mehr haben.
Zusätzlich zu dem Urintrinken sollten Sie spätestens ab dem dritten Tag den Darm auch mit Urineinläufen gründlich reinigen.

Fortgeschrittene Urintrinker, die bereits den gekochten Urin anwenden, setzen während der Urinfastenkur ihre Tages-Routine mit gekochtem Urin zu den gewohnten Zeiten und in der gewohnten Form fort.

Nach Ablauf der für die Kur gesetzten Zeit sollte der Körper langsam wieder an normale Nahrung gewöhnt werden. Am Tag des Fastenbrechens kann man etwa zwei Stunden nach dem Trinken des Morgenurins - den man fortan täglich zu sich nimmt - beginnen, Frucht- oder Gemüsesäfte zu trinken. Armstrong empfiehlt, mit dem Saft einer frisch gepressten Orange zu beginnen. Am nächsten Tag ergänzt man die Säfte mittags durch etwas gut verdauliches Obst (gut kauen). Am dritten Tag nimmt man mittags ergänzend gekochtes, nicht blähendes Gemüse und etwas gekochten Basmatireis. In dieser Weise kehrt man langsam zu seinen alten – gesunden! – Essgewohnheiten zurück. Ergänzend zum Morgenurin beginnt man nun auch gekochten Urin – auf der Haut und innerlich – anzuwenden.

In diesem Zusammenhang abschließend noch ein Wort zu zwei hartnäckig kursierenden Fehlvorstellungen:

Kann Urintrinken, insbesondere Urinfasten, nicht zu einer Urämie führen?

Nein, kann es nicht. Eine Urämie ist eine Überfrachtung des Blutes mit sog. harnpflichtigen Substanzen, also Substanzen, die mit dem Harn ausgeschieden werden sollten, aber krankheitsbedingt nicht ausgeschieden werden. Bei Überschreitung bestimmter

Normwerte entwickelt sich daraus eine Harnvergiftung. Ursache der Urämie ist eine fortgeschrittene Nierenschwäche, eine so genannten Niereninsuffizienz. Die Nieren filtern nicht genug harnpflichtige Substanzen aus dem Blut, bzw. dem Primärharn.

Bei der Urintherapie und der Urinfastenkur wird der Urin wie ein beliebiges Tonikum getrunken und der überschüssige Harnstoff über den Darm ausgeschieden. Urintrinken regt die Nierentätigkeit an, wie Sie beim täglichen Urintrinken schnell merken werden.

Der Morgenurin ist der sauerste Teil vom ganzen Tagesurin; ist daher nicht zu befürchten, dass er den Organismus übersäuert?
Nein, das ist ein Fehlschluss. Der Morgenurin ist zwar der sauerste, er sollte um pH 5,5 – 6 liegen, aber er übersäuert nicht!

Es reicht nicht, nur auf die Inhaltsstoffe der Nahrung zu schauen, mindestens so wichtig, wenn nicht noch wichtiger, ist die Frage, was der Körper verdauen kann und wie er es verdaut. Bei dem vedischen Arzt Charaka, einer der Autoritäten des klassischen Ayurveda, lesen wir: „Wenn das Verdauungsfeuer gestört ist, kann selbst leichte Nahrung nicht verdaut werden. Nahrung, die nicht richtig verarbeitet wird, wird sauer und verwandelt sich in Gift.“ Es besteht ein Unterschied zwischen gesundheitsförderlichen und gesundheitsschädlichen Säuren und Basen(!). Die schädlichen entstehen aus Prozessen, die in Gang gesetzt werden, wenn der Körper einen Stoff nicht verdauen kann. Es kommt dann zu einer **Fäulnis-** (alkalischer Stuhl-pH, Aufwuchern von Fäulniskeimen) oder **Gärungsdyspepsie** (saurer Stuhl-pH, starke Säuerungsflora) die auf Dauer die Darmschleimhaut schädigen und durchlässig machen für Darmkeime.

Natürliche, unverdorbene Lebensmittelsäuren dagegen sind dem Körper nicht grundsätzlich abträglich, sonst dürften wir ja auch kein Obst essen. Wenn sie ihm so zugeführt werden, dass er sie verdauen kann, werden sie basisch verstoffwechselt. Der Ayurveda rät z.B. zur Reinigung des Magen-Darmtraktes von nächtlich aufsteigenden Stoffwechselgiften und Bakterien (sog. Ama), jeden Morgen nicht nur – mit einem Zungenschaber oder Teelöffel - die Zunge abzuschaben, sondern gleich nach dem Zähneputzen auch ein Glas lauwarmes Zitronenwasser mit einem Esslöffel kaltgeschleudertem Bio-Honig zu trinken! Diesen Rat (allerdings ohne Honig) gab mir lange bevor ich mit dem Ayurveda in Kontakt kam, bereits mein Urologe; der Zitronensaft macht den Urin basisch und schützt vor Nierensteinen. Den Honig empfiehlt der Ayurveda nicht nur, weil es besser schmeckt, sondern weil Honig – im Gegensatz zu Zucker – keimtötende Wirkung hat. Während unser Blut leicht alkalisch ist und sein sollte, ist das Gewebemilieu beim gesunden Menschen stets leicht sauer. Dieses gesunde Gewebemilieu wird vom leicht sauren Morgenurin gepflegt.

Urin im Blick der Vergangenheit

Wir wollen die Kapitel über den Urin mit dem Zitat einer historischen Autorität abschließen.

In „Salmon's English Physician" (1695) lesen wir:

> „Der Urin von Mann und Frau ist warm, trocken[80], zersetzend, reinigend, schneidend, widersteht der Fäulnis; innerlich gebraucht gegen Stauungen der Leber, Milz, Galle, ebenso wie gegen Wassersucht, Gelbsucht, Unterbrechungen der Regel bei Frauen, die Pest und alle Arten bösen Fiebers.....Äußerlich reinigt er die Haut und macht sie ...geschmeidig. Er reinigt, heilt und trocknet Wunden,

---

[80] Gemeint ist der Begriff im ayurvedischen Sinn von „trocknende Eigenschaften haben", so heilt Urin vorzüglich nässende Wunden, indem er sie in kürzester Zeit zum Abtrocknen bringt

auch solche von vergifteten Waffen; heilt Grind und Kopfschuppen und, über den Puls gegossen, kühlt er fiebrige Hitze. Er ist exzellent gegen Zittern, Taubheit und Lähmung; über die Gegend der Milz gegossen, lindert Urin dortige Schmerzen.
Die Tugend der flüchtigen Harnsalze: Mit Macht absorbiert er Säuren und vernichtet die meisten Krankheiten im menschlichen Körper an ihrer Wurzel. Er öffnet alle Stauungen von ... Nieren, Darm und Gebärmutter. Er reinigt das ganze Blut und die Säfte, heilt Auszehrung....Rheumatismus und Krankheiten an Unterleib und Eingeweiden und wird mit bewundernswertem Erfolg gegeben bei Epilepsie, Schwindel, Schlagfluss, Krämpfen, Zuckungen, Lethargie, Migräne, Lähmungen, Steifigkeit, Taubheit, Unbeweglichkeit der Glieder, Atrophien, Hysterie, hysterischen Anfällen und den meisten kühlen und feuchten Krankheiten von Kopf, Gehirn, Nerven, Gelenken und Gebärmutter. Er öffnet Stauungen der Nieren und der Harnwege, löst Steinansammlungen in jenen Teilen, bricht und treibt sogar Steine und Grieß aus. Er ist eine spezifische Arznei gegen Dysurie, Ischurie und jegliche Behinderung der Harnwege."

Und für alle, die meinen „das hab ich alles nicht" und eher „kosmetisch" als therapeutisch zu motivieren sind, sei hier nochmals herausgestellt:
Urin ist das beste und billigste Anti-Aging-Mittel. Er ist Balsam für die Haut, hilft gegen Akne und bei Sonnenbrand und für die, die trotz aller berechtigten Warnungen nicht von der Sonnenbank lassen wollen, ist er eine weise und garantiert nebenwirkungsfreie Vorbeugemaßnahme gegen Hautkrebs.

Ein letzter, wichtiger Rat zu allen Urinanwendungen

Alles Leben ist **spontaner** Ausdruck des Manifestationswillens des Seins. **Spontaneität** ist daher auch ein wesentliches Kriterium allen Heilungsgeschehens. Körperliche und seelisch-geistige Wachstums- und Heilungsprozesse kann man nicht im Dabeistehen beobachten. Man kann sie anstoßen, durch ein Heilmittel oder eine Heilmaßnahme, aber ihren anschließenden Gang und Fortschritt erkennt man immer erst in der Rückschau, im rückblickenden Vergleich des Jetztzustandes mit einem um einiges früheren, dazwischen hat man nichts gemerkt. Geben Sie daher durch die tägliche Urinanwendung den Anstoß und lassen Sie dann den Dingen ihren eigenen Lauf. Versuchen Sie nicht, der Natur Ihre Vorstellungen aufzuzwingen, welche Beschwerden sie vorrangig und wie schnell „abstellen" soll. Wenden Sie den Urin an und vergessen Sie ihn und lassen Sie sich von Art und Reihenfolge seiner Wirkungen überraschen, andernfalls blockieren Sie mit Ihren Erwartungen das Heilungsgeschehen.

Kapitel VI
Begleitmaßnahmen zur Urintherapie

Vorbemerkung: *Der Text in diesem Kapitel ist eine Zusammenfassung von Literatur- und Internetrecherchen sowie eigener Erfahrungen aufgrund sorgfältiger Erprobung. Er dient der Information über Methoden der* ***Prävention und Selbsthilfe in eigener Verantwortung*** *bei der Versorgung des Körpers mit gutem Trinkwasser und lebensnotwendigen Mineralien.* ***Die Aussagen in dieser Zusammenfassung sind keine Therapieanweisungen und ersetzen keine ärztliche Diagnose und Betreuung.***

In diesem Kapitel sollen einige Mittel und Anwendungen dargestellt werden, die nicht unmittelbar Teil der Urintherapie als solcher sind, mit denen Sie aber die Urintherapie bei der Reinigung des Organismus und der Normalisierung der Körperfunktionen unterstützen können.

Es gibt inzwischen eine Flut guter natürlicher Nahrungsergänzungsmittel und Arzneien. Wir stellen hier gezielt nur einige wenige vor, die wir – wie den Urin - selber über einen langen Zeitraum mit gutem Erfolg getestet haben, ohne dass unerwünschte Nebenwirkungen eingetreten sind.

Ein weiteres Auswahlkriterium für die hier vorgestellten Mittel und Maßnahmen war der Kostenfaktor. Wir haben Wert darauf gelegt, dass die Begleitmaßnahmen auch für einen kleinen Geldbeutel erschwinglich sind.

Ein kurzer Blick in die Welt der Mikroorganismen

Eminent wichtig für die Normalisierung und Harmonisierung der Körperfunktionen ist die Befreiung des Organismus von schädlicher parasitärer Belastung. Die Betonung liegt hier auf „schädlich“, denn beileibe nicht alle Mikroorganismen in unserem Körper sind uns abträglich. Auf und im menschlichen Körper existieren etwa 10 bis 100mal mehr Mikroorganismen als menschliche Zellen! Die Natur hat uns aber nicht einer unbezwingbaren feindlichen Übermacht ausgeliefert. Nur ein kleiner Anteil ist pathogen, d.h. krankmachend. Mit den meisten Mikroorganismen leben wir in heilvoller Symbiose, man denke nur an die für die Verdauung unerlässlichen guten Darmbakterien. Der pathogene Anteil kann sich jedoch drastisch erhöhen, wenn krankheitsbedingt oder durch ungesunde Lebensweise und Ernährung unsere natürlichen Schutzmechanismen versagen und Mikroorganismen überhand nehmen, die in geringerer Zahl nützlich sind.

Wir haben die medizinische Fürsorge für unseren Körper weitestgehend delegiert. Dementsprechend ist auch unser Wissen über das, was in unserem eigenen Körper vorgeht und in welchem Zustand er ist, geschwunden. Durch zahlreiche teils selbstverschuldete, teils uns aufgezwungene Belastungen wie:

- Missachtung der natürlichen Rhythmen und Ruhezyklen,
- vielfältige Strahlenbelastung,
- denaturierte und mit Hormonen und Antibiotika befrachtete Nahrung,
- Konsum- und Umweltgifte,
- Achtlosigkeit gegenüber dem parasitären Geschehen in unserem Körper,

weisen bereits junge Menschen einen krankheitswertigen Grad der Übersäuerung und Verschlackung auf sowie eine das Immunsystem überfordernde Besiedlung des Magen-Darmtraktes, des Blutes, der inneren Organe, der Haut und Schleimhäute mit schädlichen Bakterien, Viren und Pilzen.

Früher war es in jedem aufgeklärten Haushalt üblich, die Kinder zweimal im Jahr einer Entwurmungskur durch Darmspülungen mit Kernseifenwasser oder ähnlichem zu unterziehen. Heute haben wir die Verkeimung unserer Umwelt und Nahrung weitgehend aus unserem Bewusstsein verdrängt, obwohl unsere überlasteten Immunsysteme sich immer schlechter dagegen wehren können. Aber die Parasiten haben uns nicht aus dem Blick verloren. Sie verursachen Mangelernährung und Degenerationserkrankungen und spielen über ihre giftigen und meist auch neurotoxischen (das Nervensystem schädigenden) Stoffwechselausscheidungen nicht nur bei allen Organerkrankungen sondern auch bei neurologisch-psychiatrischen Erkrankungen eine zentrale Rolle - und nach Meinung einer zunehmenden Zahl von Ärzten auch bei der Krebserkrankung. Urin, und gesteigert noch der gekochte Urin, wirkt wie ein Breitband-Antibiotikum und Virenkiller. Die Befreiung des Körpers von schädlichen Keimen, Pilzen und Viren lässt sich mit zusätzlichen Maßnahmen aber noch wesentlich beschleunigen und die Genesungszeit deutlich verkürzen.

Chlordioxid

Chlordioxid, ist ein hoch wirksames Desinfektionsmittel – nach einer Verlautbarung der Amerikanischen Gesellschaft für Analytische Chemie aus dem Jahr 1999 „der wirksamste Bakterienkiller, den die Menschheit kennt“[81] . Es wird in der Industrie und

[81] Benjamin Seiler, MMS – Drei Atome gegen alle Mikroben, Zeitenschrift Nr. 59/08, Seite 54, http://www.zeitenschrift.com/uploads/extract/pdf/zeitenschrift-59-59_mms.pdf

auch der Krankenhaushygiene seit Jahrzehnten mit Erfolg zur Desinfektion und - weil es **bei fachgerechter (!)** Anwendung für Mensch und Tier unschädlich ist - bevorzugt zur Wasserentkeimung in Schwimmbädern und Aquarien sowie zur Trinkwassergewinnung verwendet. Ein weiterer unschätzbarer Vorzug des Chlordioxids ist, dass Mikroorganismen dagegen keine Resistenz entwickeln können.

Als Wasserentkeimungsmittel war Chlordioxid auch seinem Entdecker für den persönlichen therapeutischen Gebrauch, Jim Humble, bekannt, ein amerikanischer Bergbauingenieur und Abenteurer. Als er und seine Helfer im Urwald an Malaria erkrankten und befürchteten, der Erkrankung zu erliegen, verfiel Humble in seiner Not auf seinen auf Chlordioxid-Basis wirkenden Wasserreiniger, in der Hoffnung, dass, was der im Trinkwasser tue, er vielleicht auch im Körperwasser bewirke. Seine Verzweiflungstat war von Erfolg gekrönt – vier Stunden nach der Einnahme waren seine Helfer und er symptomfrei! Nach seiner Heimkehr erforschte er Chlordioxid hinsichtlich seiner Wirkung auf den menschlichen Organismus und der für Mensch und Tier verträglichen Konzentration und Dosierung in umfangreichen Selbstversuchen und Tests mit Freiwilligen und entwickelte so eine für den Organismus verträgliche Darreichungsform, die er seitdem unter der Phantasiebezeichnung MMS (**M**iracle **M**ineral **S**upplement, auf Deutsch: Wundermineralpräparat) weltweit zur Bekämpfung von Parasiten und anderen Krankheitserregern propagiert.

Jim Humble erklärt die Wirkweise von MMS wie folgt: MMS ist eine 28%ige Natriumchlori**t**[82]-Lösung. Bei Zugabe einer Speise-

---

[82] Bei Natriumchlorit handelt es sich um ein einfaches chemisches Salz in wässriger Lösung: NaClO2 = Natriumchlori**t** (mit „t"), das Natriumsalz der Chlorigen Säure, - nicht zu verwechseln mit Kochsalz: NaCl = Natriumchlori**d** (mit „d"!), das Natriumsalz der Salzsäure.

säure in der erforderlichen Menge und Konzentration setzt sich daraus Chlordioxid (ClO2) frei. Das Chlor (Cl) in Clordioxid ist stark oxidativ, es kann fünf Elektronen aufnehmen. Chlordioxid ist also ein Oxidationsmittel, d.h. es tötet Mikroorganismen und neutralisiert Schadstoffe indem es sie oxidiert, d.h. ihnen Elektronen entreißt.

Damit der Organismus nicht mit dem Abtransport abgetöteter Mikroorganismen und neutralisierter Schadstoffe überlastet wird, muss das Chlordioxid in einer gebremsten Kettenreaktion freigesetzt werden. Dazu wird dem Natriumchlorit zwecks Aktivierung / Neutralisierung eine stark verdünnte Speisesäure zugesetzt, z.B. Zitronen-, Wein- oder Salzsäure. Nach entsprechender Reaktionszeit bildet sich ausreichend Chlordioxid, das negativ geladenen Verbindungen und negativ geladenen Zellen (Viren, anaeroben Bakterien[83], Pilzen, Tumorzellen usw.) Elektronen wegreißt, wodurch diese Zellen bildlich gesprochen explodieren. Sie sterben ab und werden aus dem Körper ausgeschieden. In gleicher Weise greift es auch absterbende Zellen an und beschleunigt auf diese Weise den Erneuerungsprozess der Körper-Gewebe. Während das erste Chlordioxid seine Reaktionsenergie verbraucht, wird weiteres frei und setzt den Reaktionsprozess fort, bis das Chlordioxid-Potenzial der Dosis verbraucht ist. Die körperliche Abwehrreaktion gegen die absterbenden Mikroorganismen führt zu einer starken Aktivierung des Immunsystems. Chlordioxid wirkt im anaeroben (sauerstoffarmen) Milieu und ist daher für gesunde Zellen und nützliche Mikroorganismen weitgehend unschädlich. Ähnlich wie Sauerstoff kann sich das Chlordioxid an das Hämoglobin, den Blutfarbstoff, anlagern und wird mit dem Blut in alle Körperregionen transportiert. So erreicht es auch die Erreger im Blut und im Gewebe. Gibt es keine Reakti-

---

[83] Bakterien, die ein sauerstoffarmes Milieu benötigen.

onsmöglichkeiten mehr, so wird das Chlordioxid mit dem Blut zu den Schadstoffablagerungen im Körper getragen. Es oxidiert diese auf gleiche Weise, d.h. durch Entzug von Elektronen, und bereitet sie zum Ausscheiden durch Nieren oder Leber vor.

Jim Humble berichtet, dass vergleichende Haarwurzelanalysen vor und nach der Einnahme von MMS gezeigt hätten, dass Chlordioxid auch Schwermetalle oxidiere, sodass diese neutralisiert und vom Körper ausgeschieden würden. Desgleichen oxidiere es andere toxische Stoffe, z.B. Nahrungsmittelgifte. Es gibt tatsächlich einige Anwenderberichte, wonach selbst das Gift von Schlangen und anderen Tieren unschädlich gemacht wurde. Dies kann ich am Fall eines Bienenstichs aus eigener Erfahrung bestätigen. Das Tier hatte mich in den Arm gestochen. Ich habe die Stelle sofort mit aktiviertem MMS betupft. Die Rötung der Haut verschwand alsbald und es kam nicht einmal zu einer Schwellung. In gleicher Weise „neutralisiere" MMS/Chlordioxid, so Humble, das Gift, das sich bei Hautverbrennungen, insbesondere solchen dritten Grades, bildet, wenn man die Lösung sofort auf die Wunde gebe. Aber auch nach Stunden helfe das Präparat noch.

MMS/Chlordioxid hat ein ausgedehntes Anwendungs- und Wirkungsspektrum, das ein ganzes Buch füllt. Da Chlordioxid außerdem wegen seiner hohen Wirksamkeit mit viel Sorgfalt und Verstand angewendet werden muss, empfiehlt es sich dringend, Jim Humbles Buch[84] zu erwerben und gründlich zu lesen oder sich ein gründliches Wissen über Wirkweise und Dosierung von MMS/Chlordioxid auf seiner Website[85] anzueignen.

---

[84] MMS: Der Durchbruch

[85] www.jimhumblemms.de; eine umfangreiche Einführung in den Umgang mit MMS/ Chlordioxid, seine Varianten und Anwendungsmöglichkeiten gibt Leo Koehof, ein Helfer Jim Humbles und Verleger, in seinem Buch: MMS-Krankheiten einfach heilen, Jim Humble-Verlag. Wer es eilig hat und sich

Seit Ende der Neunzigerjahre hat Jim Humble mit MMS/ Chlordioxid in Afrika Tausende von Malaria[86] und jüngst (2014) auch zahlreiche Betroffene von Ebola geheilt und sich über seinen Internetauftritt und seine Seminare weltweit eine Anhängerschaft erworben, die MMS/Chlordioxid mit Erfolg gegen Bakterien- und Vireninfektionen aller Art einsetzt. Das hat die Gesundheitsbehörden auf den Plan gerufen. Mitte Februar 2015 hat das Bundesinstitut für Arzneimittel und Medizinprodukte (BfArM) die „Miracle Mineral Supplement“-Produkte MMS und MMS2 „der Firma Luxusline Ltd.“ als zulassungspflichtige Arzneimittel eingestuft und erklärt, es halte die Mittel für bedenklich. Die Argumentation des BfArM ist schwammig und wenig überzeugend[87]. Wichtig zu wissen ist in diesem Kontext: Die Verfügung des BfArM richtet sich nur gegen die Firma Luxusline Ltd., die MMS aus unerklärlichen Gründen als *Heilmittel* vertrieben hat, was selbstverständlich unzulässig war und ist; zudem betrifft sie nur dieses MMS der Firma Luxusline Ltd. und nicht ordnungsgemäß als Wasserreiniger/ Desinfektionsmittel vertriebene Chlordioxid-Produkte schlechthin, wie sie z.B. von den online-Vertrieben MiracleMS.de und vitalundfitmit100.de angeboten werden – von letzterem inzwischen auch als Ein-Komponenten-Lösung, die nicht mehr aktiviert werden muss, sondern sofort gebrauchsfertig ist[88].

---

kompetent aber kompakter informieren möchte, ist sehr gut beraten mit: Hellemann, Silvio, MMS oder: Probieren geht über Studieren, Synergia-Verlag, Darmstadt, 4. Aufl. 2014

[86] Einzelheiten unter: https://kulturstudio.wordpress.com/2013/05/10/studie-rotes-kreuz-uganda-mms-heilt-malaria-innerhalb-von-48h-bei-154-erkrankten/

[87] Vgl. die eingehende Auseinandersetzung mit der Verfügung des BfArM in: https://kulturstudio.wordpress.com/2015/02/27/stellungnahme-zum-angeblichen-mms-verbot/

[88] Unter der Bezeichnung: 100 ml Chlorine Dioxide Solution (CDS) / Chlordioxid Lösung (CDL) < 0,3 %, PZN - 03350723

In Ungarn ist Chlordioxid seit 2008 unter dem Namen Solumium Dental und Solumium Oral[89] als Arzneimittel zur äußeren Anwendung auf Haut und Schleimhaut zugelassen und im Handel[90], nachdem ein ungarisches Wissenschaftlerteam unter der Leitung von Prof. Zoltán Noszticzius ein in Europa, Amerika und China patentgeschütztes Verfahren zur Herstellung hyperreinen Chlordioxids entwickelt hat.[91]

Auch Amerika hat inzwischen nachgezogen: Im Oktober 2014 veröffentlichte die U. S. Army auf ihrer offiziellen homepage die Information, ihr Forschungs- und Entwicklungszentrum Natick habe ein Desinfektions-System der „nächsten Generation" entwickelt, mit dem man Oberflächen von Ebola-Viren reinigen könne.[92] Das Mittel, das in diesen Apparaten die Arbeit tut, ist das gut alte Chlordioxid (ClO2)! Wörtlich heißt es in dieser Veröffentlichung: „ ClO2 kann in großen oder kleinen Mengen eingesetzt werden und in unterschiedlichen Wirkungsgraden von stark genug, um medizinische Instrumente zu sterilisieren, bis hin zu schonend genug, um es in Zahnpasta zur Befreiung der Mundhöhle von Keimen zu verwenden."

---

[89] http://www.solumium.com/solumium/?lang=en

[90] Mit den Indikationen: Halsschmerzen, Zahnfleischentzündung, Stockschnupfen, Mundgeruch, Pilz- und andere Hautinfektionen sowie Herpes, vgl: http://sanitaria.hu/solumium_oral_szajviz_250_ml_10151
http://sanitaria.hu/custom/sanitaria/image/data/pdf/hu/Solumium%20Oral_Gebrauchsanweisung.pdf

[91] Noszticzius et al., Chlorine Dioxide Is a Size-Selective Antimicrobial Agent, Nov.2013
http://journals.plos.org/plosone/article?id=10.1371/journal.pone.0079157#

[92] 21. Oktober 2014, Natick plays key role in helping to fight spread of Ebola: http://www.army.mil/article/136641/Natick_plays_key_role_in_helping_to_fight_spread_of_Ebola/

Wir sind durch Bekannte auf MMS/Chlordioxid und Jim Humbles Website aufmerksam geworden und haben es nach gründlichem Studium seines Buches ausprobiert. Bei uns haben sich Jim Humbles Aussagen zu den von ihm beobachteten Wirkungen bestätigt. Wir nehmen es jetzt seit etwa sieben Jahren in der von Jim Humble empfohlenen Dosierung, ohne dass schädliche Nebenwirkungen aufgetreten wären. Anfangs gab es gelegentlich typischen Entgiftungsreaktionen: Kopfdruck, Übelkeit und/oder Durchfall, wenn versehentlich eine zu hohe Dosierung erfolgt und der Körper von den anfallenden Schlacken zu stark gefordert war. Solche Missempfindungen legen sich aber schnell nach Einnahme von Vitamin C (Ascorbinsäure) oder Speisenatron, die das Chlordioxid neutralisieren.[93] Die Erfahrung lehrt einen sehr rasch, welche Dosierung man noch und welche nicht mehr verträgt.

Es sei jedoch nochmals hervorgehoben:
Chlordioxid ist kein zugelassenes Arzneimittel oder mineralisches Nahrungsergänzungsmittel. Es ist ein Wasserreiniger und Desinfektionsmittel. Chlordioxid kann daher nicht zu Heilzwecken verordnet, sondern nur in Eigenverantwortung angewendet werden.

Aus meinem Haushalt ist Chlordioxid nicht mehr wegzudenken. Zur Trinkwasserreinigung reicht 1 Tropfen auf 0,75 - 1 L Wasser.

Ich gebe es auch in meine Körperpflegeprodukte. Vor allem in Fußsalbe tut es Wunder. Fußpilz kenne ich schon seit Jahren nicht mehr.

---

[93] Siehe unten Seite 131 und Tabelle Seite 133

Gelegentlich gieße und besprühe ich damit meine Pflanzen (20 Tr. auf 5 L Wasser; nicht bei Sonne, sonst verdampft das Chlordioxid zu schnell). Die Euonymus-Sträucher hatten im letzten Jahr totalen Schildlausbefall, in diesem Jahr ist Ruhe.

Auch reinige ich damit alles, was vor dem Kochen oder Essen gewaschen werden muss: Obst, Salat, Gemüse, Kartoffeln und vor allem den Reis (Produkte, bei denen man nie weiß – selbst wenn Euro-Bio draufsteht, wie intensiv sie mit Pflanzenschutzmitteln behandelt oder sonst kontaminiert wurden!).

Aber bitte keine Metallgefäße und Gerätschaften verwenden, weil das Chlordioxid – ein Oxidationsmittel! – mit Metall reagiert und an Wirksamkeit verlieren würde.

Die Verabreichung von Chlordioxid im Trinkwasser ist auch eine unkomplizierte Methode, Haustiere parasitenfrei zu machen und zu halten.

Wir verzichten mit Bedacht auf detaillierte Hinweise zu Herstellung, Dosierung und Anwendung. Chlordioxid erfordert einen gewissenhaften, verantwortungsvollen Umgang, der eine gründliche Einarbeitung anhand der im Netz und in Fachbüchern zugänglichen Spezialliteratur unumgänglich macht. [94]

Schwarze Mica

Nach demselben Prinzip wie Chlordioxid, nämlich im Wege der Oxidation von Keimen und Schadstoffen, wirkt der aus Schwarzer Mica, einem mineralreichen Lavagestein (Biotit), hergestellte

[94] Siehe Fußn. 82; ein nützliches Anwendungs-ABC finden Sie auch hier: http://mms-tropfen.beepworld.de/nutzungs-abc.htm

flüssige mineralische Wasserreiniger Adya Clarity (AC). Er ist im Handel auch erhältlich unter der Bezeichnung MMS Gold, eine nicht so glückliche Namenswahl, weil sie zur Verwechslung mit (Jim Humble)-MMS verleitet, obwohl es sich um zwei völlig verschiedene Substanzen handelt, die nur im Effekt der Keimtötung und Schadstoffneutralisierung durch Oxidation eine Schnittmenge haben, nach ihrer Chemie und ihren sonstigen Wirkungen aber völlig verschieden sind – auch geschmacklich –, weswegen viele, die mit dem chlorigen Geschmack von MMS/Chlordioxid Probleme haben, lieber Adya Clarity / MMS Gold verwenden.[95]

Wasserverunreinigungen werden durch AC/MMS Gold in einem zweistufigen Prozess unschädlich gemacht:

1. Ausfällung: Wenn AC zu Wasser gegeben wird, verwandelt es Sauerstoff in Aktivierten Sauerstoff (Ozon).

Der Aktivierte Sauerstoff oxidiert die unsichtbaren Verunreinigungen und wandelt sie in sichtbare, wasserunlösliche und dadurch für den Organismus unschädliche Stoffe. Man erkennt das daran, dass das Wasser je nach Intensität der Schadstoffbeaufschlagung nach Zugabe von AC alsbald eine leicht milchige Verfärbung zeig.

2. Verklumpung: Die oxidierten Stoffe werden durch die starken magnetischen Kräfte der ionisierten Mineralien angezogen, verklumpt und aus den Wassermolekülen ausgeschieden. Anschließend sinken sie zu Boden und setzen sich als orange-farbiges bis bräunliches Sediment am Boden des Gefäßes ab. Dieser Bodensatz kann weggeschüttet oder im Wasser belassen werden, denn

---

[95] Online-Vertriebe:
http://www.adyawatereurope.eu/
http://www.mmsverlag.com/shop/de/12

die Stoffe sind nicht mehr gelöst, daher unschädlich und passieren den Darm wie auch andere unverdaubare Substanzen.

AC macht das Wasser nicht nur keimfrei und sauber, es mineralisiert das Wasser auch und stellt dem Körper die ganze Palette der Elemente in ionisierter, bioverfügbarer Form zur Verfügung.[96]

Ich habe immer ein kleines Fläschchen AC dabei und verwandle mit ein paar Tropfen jedes im Restaurant angebotene stille Wasser in sauberes mineralreiches Quellwasser. D.h. ich bitte die Bedienung, mir nicht gleich einzuschenken, gebe die Tropfen in die Flasche und warte ein paar Minuten. Sie werden sich wundern, was da aus den verschiedenen Tafelwässern so alles ausfällt. Da lässt man gerne die letzten 3 cm in der Flasche!

Kolloidales Silber (KS)

Die keimtötende Wirkung von Silber ist auch in der Schulmedizin anerkannt. Noch heute tropft man z.B. Neugeborenen gleich nach der Geburt Silbernitratlösung, eine chemische Silber-Zubereitung, in die Augen als Vorsorge gegen mögliche Infektionen beim Durchgang durch die mütterliche Scheide.

KS wurde bis in die erste Hälfte des 20. Jahrhunderts zur Infektionsbekämpfung eingesetzt und dann von den Antibiotika verdrängt. Neben seiner keimtötenden Wirkung hat es hervorragende Ergebnisse bei der Heilung von inneren und äußeren Verletzungen gezeigt.

---

[96] Mehr dazu bei: Leo Koehof, MMS Gold: Das neue Lebensmineral, Jim Humble Verlag 2012

KS wird elektrolytisch hergestellt. Durch zwei in destilliertes Wasser gesenkte Stäbe aus elementarem Silber wird ein schwacher Strom geleitet. Dadurch lösen sich aus den Stäben Silberpartikel in sog. kolloidaler Größe und positiv geladene Silberionen.
KS tötet einzellige Parasiten, wie Bakterien und Pilze, innerhalb von 6 Minuten, indem es ihre Zellatmung unterbindet. Bestimmte Enzyme, die die Parasiten für den Sauerstoffwechsel benötigen, werden außer Kraft gesetzt. Enzyme von gesunden, nutzbringenden Zellen werden von KS nicht angegriffen und bleiben intakt. Die abgetöteten Parasiten werden vom Körper abtransportiert und ausgeschieden. Selbst das Absterben krankheitserregender Mikroorganismen, die gegen Antibiotika bereits immun waren, ist bei Einwirkung von KS beobachtet worden.

Auch gegen Viren ist die Wirksamkeit von KS erprobt. Es wird vermutet, dass KS die Viren über die Bildung von DNS- und/oder RNA-Silberkomplexen oder die Zerstörung der Nukleinsäuren das Virus lahmlegt. Darüber hinaus reagiert KS im Körper wie ein freies Radikal und bindet überschüssige Elektronen; so unterstützt es die Entgiftung bei Schwermetallbelastung.

Will man in der Behandlung von Pilzinfektionen aller Art sicher gehen, ergänzt man die Urintherapie durch KS (5 – 10 ml). Diese Vorgehensweise hat sich als besonders wirksam bei Darm- und Scheidenpilz (Candida) und hartnäckigen Formen von Nagelpilz erwiesen. Bei Spülungen kann man das KS dem Urin zusetzen.

Besonders angezeigt ist der Einsatz von KS bei Candida-Infektionen. Candida albicans ist, wenn sie durch Fehlernährung überhandnimmt, ein außerordentlich hartnäckiger und schädlicher Parasit. Sie gelangt schon sehr früh nach der Geburt in den Darm. Im Alter von 6 Monaten findet man sie bereits bei 90% aller Babys, ebenso wie bei praktisch jedem Erwachsenen. Allerdings ist die Anzahl der Keime beim gesunden Menschen relativ gering, solange Candida durch eine intakte Darmflora und ein intaktes Immunsystem reguliert wird. Wird dies jedoch zu schwach, so kann die Candida versuchen, den gesamten Organismus zu besiedeln, breitet sich vor allem im Darm aus und setzt einen Teufelskreis in Gang: Wird sie zu zahlreich, schwächt sie das Immunsystem, das sich immer schlechter gegen Candida wehren kann und schließlich zum Erliegen kommt. Damit wird der Weg für schwerere degenerative Krankheiten frei: Im Verdauungstrakt, in den Genitalien und Harnwegen, Allergien sowie psycho-mentale Erkrankungen, so u.a. auch Depressionen. Viele Therapeuten gehen davon aus, dass eine ständige Überforderung des Immunsystems durch Candida albicans auch bei der Entwicklung von Krebs und AIDS eine wichtige Rolle spielen kann.[97]

KS ist nicht nur ein natürliches und nebenwirkungsfreies Antibiotikum, es hat auch zellerneuernde Wirkung. Prof. O. Becker und G. Selden berichten von herausragenden Erfolgen mit positiv geladenen Silberionen bei der Wund- und Knochenheilung.[98] Sie haben dabei entdeckt, dass das verletzte Gewebe im Kontakt mit positiv geladenen Silberionen Stammzellen produziert. Stammzellen sind sehr viel vitaler als bereits spezifizierte Gewebszellen und wachsen doppelt so schnell. Unter ihrem Einfluss regeneriert sich das beschädigte Gewebe erheblich schneller und heilt fast ohne Narbenbildung.

Wir empfehlen daher, bei Wunden und Verbrennungen Waschungen und Auflagen mit gekochtem oder frischem Urin, dem

---

[97] Eine sehr gute ausführliche Information über KS finden sie unter: www.kolloidales-silber.org/index.php

[98] Becker, Robert O. und Selden, Gary, Körper-Elektrizität, S. 205 ff., 215 ff. und Becker, Robert O., Heilkraft und Gefahren der Elektrizität, S. 213 ff.

ein paar Milliliter KS zugesetzt worden sind. Die gleiche Mischung hilft vorzüglich bei Herpes-Bläschen.

Ein wichtiger Hinweis: Gegen KS wird immer wieder vorgebracht, es könne, über längere Zeit eingenommen, im Körper eine Silbervergiftung, eine sog. Agyrie, verursachen. Diese Besorgnis ist bei elektrolytisch hergestelltem KS unberechtigt.

Silber wird schon lange als natürliches Antibiotikum verwendet. Es kam vorübergehend in Verruf, da früher häufig schwer lösliche Silberverbindungen wie Silbernitrat, Silbersulfat oder Silberchlorid verwendet wurden. Bei Daueranwendung solcher Silber-Präparate soll es in seltenen Fällen zu Silberansammlungen im Körper mit Graufärbung der Haut, einer sog. Agyrie, gekommen sein. Derartige chemische Silber-Zubereitungen sind von der Struktur nicht vergleichbar mit KS.

KS wirkt im Wesentlichen über die Silberionen, die können sich im Körper nicht ansammeln. Die darüber hinaus im KS verteilten Silberkolloide sind Kleinstpartikel von 4 bis 10 Nanometer Größe. Ein Nanometer entspricht in einem Stück Metall ungefähr einer Strecke von vier benachbarten Atomen. Diese Kolloide gelangen einerseits im Körper überall hin, andererseits können sie von den Nieren einfach ausgeschieden werden und sich somit nicht ablagern. Hier besteht keine Gefahr einer schädlichen Silberbelastung des Körpers.

Labortests haben gezeigt, dass auf elektrolytischem Wege fachgerecht hergestelltes kolloidales Silber in den Bereichen von 3 bis 5 ppm (parts per million, auf Deutsch: Teile Pro Million) fast keine Auswirkungen auf „freundliche" Darmbakterien hat, sich aber höchst nutzbringend gegen Infektionen und beim Abtöten verschiedenster Mikroben, Viren und Pilze auszeichnet!

Bei Konzentrationen über 5 ppm, ist nicht auszuschließen, dass es bei Anwendung über einen längeren Zeitraum die empfindliche Balance der Mikroorganismen im Darm durch Liquidierung auch einiger freundlicher Bakterien stören kann. Dem können Sie aber leicht abhelfen, indem Sie zur täglichen Vorbeugung bei Konzentrationen bis zu 5 ppm bleiben und zu Konzentrationen über 5 ppm (wir empfehlen maximal bis zu 25 ppm) nur aus gegebenem Anlass greifen, also bei einer ernster zu nehmenden Infektion. Nach Abklingen der behandelten Krankheitssymptome sollten sie KS eine Weile absetzen und die Darmflora mit RMS (siehe unten) regenerieren.

KS erzeugt weder freie Radikale, noch tritt es in Wechselwirkung mit Enzymaktivitäten des Organismus. Es zeigt auch keine Reaktion zu anderen Medikamenten.

Wichtig: KS nie mit Metall in Berührung bringen und immer lichtgeschützt in einer dunklen Glasflasche aufbewahren. Bei Kontakt mit Metall und Plastik entladen sich die Silberbestandteile.

RMS (*R*echtsdrehende*M*ilch*S*äure) – Tropfen

Wenn Sie die Urinanwendungen mit MMS und einigen Tropfen Kolloidalem Silber unterstützen, werden Sie Pilzprobleme in wenigen Wochen im Griff haben. Wenn Sie auf eine tägliche Erhaltungsdosis von 4 bis 6 Tropfen MMS übergehen oder MMS eine Weile ganz aussetzen, empfiehlt es sich, der Darmflora eine zusätzliche Unterstützung angedeihen zu lassen. Gut bewährt zur natürlichen Milieu-Sanierung im Darm haben sich rechtsdrehende Milchsäure(RMS)-Tropfen. Sie haben weit über den Darm hinaus reichende Wirkungen. Sie aktivieren die natürlichen Stoffwechselfunktionen und die Zellatmung, schaffen im Darm ein gutes, rechtsdrehendes Milieu und verdrängen dadurch schädliche linksdrehende Mikroorganismen. Aus diesem Grund werden sie auch zur biologischen Unterstützung der Krebstherapie empfohlen, u. zw. zur Neutralisierung der schädlichen Linksmilchsäure bei Tumorerkrankungen. Am Herzen bewirkt RMS eine leichte Erweiterung der Koronararterien, verringert den Venendruck und fördert die Herzleistung, es hat leicht Blutdruck senkende Wirkung.[99] Die Tropfen sollten immer verdünnt genommen werden. Statt in Wasser können Sie sie auch mit dem täglichen Urin einnehmen.

Übersäuerung und Mineralstoffmangel

Unsere moderne Lebensweise mit weitestgehender Fremdbeschaffung der Lebensmittel hat in Vergessenheit geraten lassen, dass wir unseren Körper aus der Erde nehmen, auf der wir wohnen, - nachdem Sonnenenergie, die Pflanzen und das Wasser die in ihr gebundenen Stoffe gelöst und so für uns und die Tiere, die uns zur Nahrung dienen, verfügbar gemacht haben. Diese ewige Wahrheit gibt das Alte Testament mit dem Satz wieder: Da machte Gott der Herr den Menschen, „<aus> Staub von der Erde“, bzw., wie es in anderen Übersetzungen heißt, “aus Erde vom Acker“.[100]

Wahrheiten, von denen wir unser Bewusstsein abziehen, geraten in Vergessenheit, aber die darin mitgeteilten Naturgesetze werden dadurch nicht außer Kraft gesetzt. An die Stelle des Wissens um die Zusammenhänge tritt dann ihr „Erleiden“. Längst liefern uns unsere ausgelaugten Böden nicht mehr alle Stoffe, die wir zur Bildung eines gesunden Körpers brauchen. Chemische Verseuchung tut ein weiteres hinzu, dass wir degenerieren.

---

[99] Dr. Oliver Ploss in: Vitale Senioren, Effektive Milieusanierung mit Rechtsmilchsäure (RMS): www.asconex.de/arzneimittel/rms_senioren.pdf

[100] 1. Mose, Kap. 2, Vers 7

Die fehlenden Stoffe lassen sich auch nicht beliebig künstlich ersetzen. Sie nutzen unserem Körper nur, wenn sie ihm in „biogener / bioverfügbarer“ Form angeboten werden, also in einer „natürlichen“ Struktur, die unser Körper auch entschlüsseln kann.
Das zentrale Problem zivilisationsbedingter Fehlernährung sind daher Mineralmangel und Übersäuerung. Beides ist in einem Teufelskreis miteinander verbunden. Mineralstoffarme Nahrung führt zu Übersäuerung und Übersäuerung verursacht weiteren Mineralstoffmangel. Dem zu entgehen, ist in der heutigen Zeit ohne Zusatz von guten Nahrungsergänzungsmitteln selbst dann problematisch, wenn Sie Ihre Lebensmittel im Bio-Laden kaufen. Unsere ausgelaugten und seit Anfang des vorigen Jahrhunderts kontinuierlich mit künstlichen Düngemitteln einseitig überdüngten Böden liefern längst keine Produkte mehr, die alle Mineral- und Vitalstoffe zur Verfügung stellen, die unser Organismus zur Selbstregulierung des Säure-Basen-Haushalts benötigt, ganz zu schweigen von den pflanzlichen Produkten, die in künstlichen Nährlösungen gezogen werden.

Säure gegen Sodbrennen!

Bevor sie Übersäuerungs- und Vitalstoffmangelerscheinungen mit Entsäuerungs- und Nahrungsergänzungsmitteln zu Leibe rücken, sollten Sie prüfen, ob Ihr Magen die angebotene Nahrung ordnungsgemäß aufschlüsselt. Wenn er das nicht tut, helfen Ihnen auch keine Nahrungsergänzungsmittel, und Entsäuerungsmittel können dann geradezu kontraproduktiv sein.

Daher setzen auch die meisten Ernährungstheorien einen Schritt zu spät an. Der erste Schritt jeder Ernährungsein- oder -umstellung muss sein, die Aufschließung und Verbrennung des Speisebreis zu optimieren. Der Ayurveda spricht von der Wiederentfachung des Verdauungsfeuers, das bei den meisten von uns chronisch geschwächt ist. Insbesondere Rohkost kann nur der zur Grundlage seiner Ernährung machen, der ein starkes Verdauungsfeuer hat, sonst wird der Speisebrei vergoren und eben nicht verdaut – mit all den bekannten Folgen der dabei entstehenden Gäralkohole: z.B. der übersäuerungsbedingten Rohköstlernase, die, wie auch bei vielen Alkoholikern, rötlich geschwollen ist. Wer kein gutes Verdauungsfeuer hat, ist mit gekochter Nahrung besser beraten, einer Nahrung, die dem schwachen Verdauungsfeuer durch den Kochvorgang Arbeit abnimmt.

Die erste Frage jeder Ernährungstheorie muss daher sein: Was kann ich verdauen? Und nicht: Was soll ich essen? Das beantwortet sich dann in der Regel von selbst: Sie können (ob Sie es wollen, ist wieder eine andere Frage) alles essen, was Sie verdauen können. Die mythische Symbolfigur des Veda für (u.a.) ein funktionierendes Verdauungsfeuer ist Shiva, der "Giftfresser", dessen Verdauungsfeuer so stark ist, dass er sogar Gift verdauen kann.

Die Autoren Karstädt und Vogt[101] setzen daher den Hebel durchaus an der richtigen Stelle an. Sie haben eindrucksvoll dargestellt, dass am Anfang von Sodbrennen, Reflux, Maldigestion und Mangelerscheinungen mit ihren zahlreichen Krankheitsfolgen im Magen-Darmtrakt und Gesamtorganismus zumeist ein Mangel(!) an Magensäure (HCl) steht, der als Erstes behoben werden muss. Produziert der Magen zu wenig Magensäure (HCl), dann wird der Speisebrei bereits im ersten Schritt nicht oder nur unvollständig desinfiziert und zersetzt und dann greifen auch die anderen Verdauungssäfte nicht oder nur unvollkommen und es entsteht die „falsche Säure", die die Schleimhäute angreift, die Speiseröhre

---

[101] Uwe Karstädt, Michael Vogt, Die Säure des Lebens, TAS-Verlag, London

hochsteigt und verätzt, den Magendruck verändert und Reflux verursacht.

Haben Sie einmal darüber nachgedacht, warum gerade ältere Menschen häufiger an den vorbeschriebenen Plagen leiden als jüngere? Die Magensäureproduktion nimmt im Laufe des Lebens doch kontinuierlich ab – beim alten Menschen beträgt sie zumeist nur noch ein Fünftel der Menge im jugendlichen Alter – also müssten doch mit zunehmendem Alter Sodbrennen, Reflux, Magenbrennen etc. ab- statt zunehmen. Ursache ist zumeist eben nicht ein Zuviel an Magensäure, sondern ein Zuwenig! Schauen sie also bei all den vorbeschriebenen Beschwerden zuerst nach Ihrer Magensäure, ggf. mit einer ärztlich durchgeführten Quantitätsbestimmung.

Mehr dazu können Sie bei Karstädt/Vogt nachlesen. Wir würden allerdings raten, statt der dort empfohlenen HCl-Substitutionsmittel zunächst einmal Apfelessig zu nehmen.

Die Natur bietet uns als Nahrung keine isolierten Wirkstoffe an, sondern stets Kompositionen aufeinander abgestimmter, eine neue Einheit bildender pflanzlicher oder/und mineralischer Komponenten. Isolierte Naturheilstoffe (und erst recht chemisch hergestellte) haben den Nachteil, dass sie den Wirkstoff aus dem natürlichen Kontext herausnehmen und damit die ursprüngliche ganzheitliche Information verändern. Nicht selten kann der isolierte Stoff ohne seinen natürlichen Kontext die gewünschte Wirkung gar nicht entfalten oder wirkt sogar kontraproduktiv und schlimmstenfalls toxisch. Hier liegt der Grund, warum die Ayurvedische Pharmazie in der Regel immer die ganze (Heil-) Pflanze verarbeitet.

(Bio-) Apfelessig ist ein natürliches Produkt, reich an Vitalstoffen, wirkt antibakteriell, antisklerotisch und entzündungshemmend, reguliert das Säure-Basen-Verhältnis im Urin, fördert die Ausleitung der Schlacken- und Giftstoffe und eben auch die Verdauung und Verstoffwechselung – insbesondere auch bei zu geringer Magensäureproduktion. Hier wirkt oft schon 1 Tee- bis 1 Essl. mit Wasser verdünnt zur Mahlzeit getrunken.

Dr. Jacobs Basenpulver.

Übersäuerung ist aber nicht allein ein Phänomen des Magen-Darmtraktes, sondern des Gesamtorganismus, d.h. des intra- und extrazellulären Gewebes.

Der Griff zu Basen-Mitteln, um der Gewebeübersäuerung abzuhelfen, und zu Mineralstoffen, um lästigen Mineralmangelerscheinungen wie Muskelkrämpfen und Haarausfall entgegen zu wirken, ist eine vielbeschriebene Praxis. Warum wir hier gleichwohl darauf zu sprechen kommen, ist der weit verbreitete Fehlgebrauch, der von diesen Hilfsmitteln gemacht wird.

An vorderster Front der gängigen Basen-Mittel rangieren die Carbonate. Gerade damit sollten Sie aber sparsamst umgehen. Natriumbicarbonat und Calciumcarbonat neutralisieren die – oft ohnehin schon reduzierte - Magensäure (siehe oben) und können dadurch eine sog. reaktive Hyperazidität (Übersäuerung mit „falscher Säure“) auslösen, also genau das Gegenteil von dem bewirken, was sie kurieren sollen, und auf Dauer die Dickdarmflora schädigen.

Effektive und gut verträgliche Basen-Mittel sind dagegen die Citrate, die Salze der Zitronensäure. Außerdem setzen die Carbonate nicht da an, wo das Hauptproblem sitzt: bei der intrazellulären Übersäuerung, d.h. der Übersäuerung des Milieus in der Zelle. Zur Intrazellulären Entsäuerung benötigt der Organismus Kalium.

Ein wirksames Basen-Mittel auf Citrat-Basis, das den vorstehenden Anforderungen an eine umfassende - also auch intrazellulär wirkende - Entsäuerung entspricht, ist Dr. Jacobs Basenpulver. Bei starker Übersäuerung empfiehlt sich eine Vierwochenkur mit diesem Präparat.

Montilo He[102]

Für die Langzeit-Versorgung mit natürlichen Mineralien leistet das biologische Mineralpräparat Montilo hervorragende Dienste. Montilo ist ein Mineralpulver-Gemisch aus zwei Vulkan-Gesteinsarten (Clinoptilolith und Montmorillonit), in denen bisher mindestens 34 Mineralien nachgewiesen worden sind. Es wird vermutet, dass die meisten Elemente des periodischen Systems darin enthalten sind und zwar zumeist in Spuren, wie sie ein höher entwickelter lebender Körper benötigt. Der wichtigste Unterschied zu vielen anderen Multi-Mineral-Präparaten liegt:

a) in seiner guten Bioverfügbarkeit, d.h. der Körper nimmt die Inhaltsstoffe des Pulvers sehr gut auf, und

b) in seiner Universalität bei der systemischen Wiederherstellung und Regulation eines gesunden Mineral- und Energiestoffwechsels im Organismus und der damit verbundenen Entgiftung, Entsäuerung und Schwermetallausleitung.

Montilo ist kein chemisch hergestelltes sondern ein natürliches Produkt und verfügt über einen hohen Anteil an Silizium in Form von Kieselsäure (Siliziumoxid SiO2). Das Silizium übernimmt dabei die Steuerfunktion bei der proportional richtigen Verteilung der Mineralien im Körper.

---

[102] „He“ steht für den Hersteller Heck Pharma GmbH

Professor Hecht[103] schreibt dazu in seiner ‚Wissenschaftliche Stellungnahme zu unwissenschaftlichen Internetinformationen über Zeolith-Wirkungen bei Menschen‘:

> „Silizium ist bekanntlich das am zweithäufigsten vorkommende Element auf unserem Planeten. Es wird nur von O2 (Sauerstoff) übertroffen! Als SiO2 (auch Kieselsäure genannt) kommt es in verschiedensten physikalisch-chemischen Formen in Gesteinen (z. B. Zeolith, Montmorillonit, Quarz, Bergkristall, Sand), in Gewässern, Quellen, Pflanzen und in verschiedenen Tonarten vor. Seit tausenden von Jahren werden Silizium haltige Gesteine, Erden, Tone, Pflanzen, Gewässer, Quellen als Heilmittel, Kosmetika und Verjüngungsmineral verwendet. So auch heute noch, wenn auch in spärlichem Umfang. Wer aufmerksam Beipackzettel von Medikamenten liest, wird nicht selten die Angabe „feindisperses SiO2“ finden, welches als pharmazeutisches Hilfsmittel zur Verbesserung des Effekts der Grundwirkstoffe von Arzneimitteln verwendet wird. SiO2 ist eigentlich die Königin aller Mineralien, die der Mensch benötigt. SiO2 ist biogen geprägt und hat bei der Entstehung des Lebens auf der Erde maßgeblich mitgewirkt....
>
> Silizium-Mangel ruft zahlreiche Krankheiten hervor, z. B. Beschleunigung des Alterungsprozesses, Abnutzung des Gelenkknorpels, Faltenbildung der Haut, Wachstumshemmungen, Haarausfall, Gedächtnisverlust, Störung des Kalzium-Magnesiumhaushalts, Arteriosklerose, Krebs und vieles anderes... Dabei muss man wissen, dass für den Menschen monomeres[104] und kolloidales SiO2 (Kieselsäure) wichtig ist. Es gibt auch noch polymeres, amorphes

---

[103] www.zeolith.org/Stellungnahme.pdf - dort S. 2 f.

[104] *Monomer* bedeutet, dass jedes Molekül des Stoffes einzeln für sich besteht. Gegensatz: *Polymer* - mehrere Moleküle haben sich selbstständig zu größeren Molekülen zusammengeschlossen

und kristallines SiO_2. Diese können für den Menschen toxisch sein. Da SiO_2 ein physiko-chemisches Molekül darstellt, kann es unter der gleichen chemischen Formel als unterschiedlicher Stoff bzw. Wirkstoff zu finden sein... Zusammengefasst gesagt: SiO_2 ist nicht gleich SiO_2.
Es gibt davon verschiedene Formen, von denen zwei für den Menschen nützlich und sehr wichtig sind. Zeolith ist ein vulkanisches Gestein. Es enthält Kristallgitterstrukturen, die mit allen Elementen des periodischen Systems, mit Kristallwasser und mit Silizium besetzt sind. Letzteres wird im Verdauungstrakt verarbeitet und als kolloidale Form über das Blut in die extrazelluläre Matrix (*das Grundsystem, Anm. d. Verf.)* und von dort den Zellen zugeführt. Die Kristallgitter haben die Eigenschaft zum Ionenaustausch. Da das Kristallgitter des Zeoliths zu den Schwermetallen, die sich in unserem Körper befinden (Pb, Hg usw.), eine große Affinität (Anziehungskraft) hat, werden diese Stoffe aus dem Körper (via extrazellulärer Matrix → Blut) in die Kristallgitter, welche sich im Verdauungstrakt befinden, gebracht. Die größere Affinität der im Kristallgitter sitzenden Kat- und Anionen zu organischen Stoffen (unserem Körper) führt diese über das Blut und die extrazelluläre Matrix zur Zelle. Das mit Schwermetallen und toxischen Stoffen beladene Kristallgitter wird mit dem Kot (Stuhl) ausgeschieden.
Erwähnenswert ist noch, dass mit dem Klinoptilolith-Zeolith bei vielen Menschen, die dem Reaktorunglück Tschernobyl ausgesetzt waren, die radioaktiven Stoffe Cäsium und auch Cadmium aus dem Körper ausgeführt wurden. Das war lebensrettend für die Betroffenen. In gleicher Weise konnten auch in Japan nach dem Atombombenabwurf 1945 betroffene Menschen mit Zeolith „entstrahlt“ werden.“

Wir haben Prof. Hecht hier so ausführlich zu Wort kommen lassen, weil seine Ausführungen einen für unsere Gesundheit ganz kritischen Punkt berühren, der in unserer von Kriegen geschundenen Welt immer mehr an Bedeutung gewinnt:

Atomversuche, Atombombenexplosionen, Atomreaktor-Leckagen, strahlender Atommüll, mit abgereichertem Uranium (depleted uranium) versehene Munition, die nach zahlreichen Whistle-Blower-Berichten[105] in großem Umfang im Kosovo, im Irak, in Afghanistan und vermutlich auch im Gaza-Streifen eingesetzt worden ist, haben Unmengen strahlender Nanopartikel in die – geschlossene – Atmosphäre unseres Planeten freigesetzt, die dort Jahrmilliarden kreisen und uns verstrahlen werden. Der Anstieg an Krebserkrankungen und Missgeburten, wie sie in Krankenhäusern im Kosovo, Irak und Afghanistan von investigativen Journalisten fotografiert[106] und in der Öffentlichkeit systematisch totgeschwiegen wurden, wird in den vor uns liegenden Jahren weiter ansteigen. Wer kennt die Zahl der Missgeburten, die dadurch bereits bei uns zur Welt gekommen sind?

Unser Planet ist ein zum Weltall hermetisch abgeschlossenes System. Wo immer solche strahlenden Nano-Stäube[107] in die Luft katapultiert werden, sie bleiben nicht da, wo sie freigesetzt werden - z.B. im Kosovo, in Hiroshima, in Nagasaki, in den Südseeatollen, in Tschernobyl, im Gazastreifen, im Irak, in Afghanistan - sondern verteilt sich in der gesamten Atmosphäre unseres

---

[105] Wir verweisen exemplarisch auf die Interviews mit Frieder Wagner, der dazu einen Film gedreht hat, Deadly Dust (Tödlicher Staub), den kein Sender zeigen will:
youtube.com/watch?v=nZMlON5A75E
youtube.com/results?search_query=Frieder+Wagner&search_type=&aq=f

[106] Siehe: images.google.com/images?q=depleted+uranium&rls=com

[107] Nanopartikel oder Nanoteilchen bezeichnen einen Verbund von wenigen bis einigen tausend Atomen oder Molekülen

Planeten. Die Partikel befinden sich in unserer Atemluft und gelangen mit dem Regen in unser Trinkwasser. Niemand würde eine Gasflasche öffnen in einem Raum, den er nicht verlassen kann. Aber der Satz stimmt eben nicht. Der Raum muss nur groß genug sein, um unser Vorstellungsvermögen zu übersteigen, und schon darf Pandora ihre Büchse öffnen. Die Dinosaurier sind an ihrem Größenwachstum ausgestorben (vermutlich), der Säbelzahntiger wegen zu langer Reißzähne, wir werden wahrscheinlich an unserem mangelnden Vorstellungsvermögen scheitern. Wir meinen daher, dass vom Entgiftungs-Potential von Montilo und ähnlichen Zeolith-Zubereitungen wegen ihrer Wirksamkeit bei der Ausleitung strahlender Partikel eine große Hoffnung für die Menschheit ausgeht.

Wer mehr zu den Zusammenhängen zwischen Silizium und dem Mineral- bzw. Elektrolythaushalt wissen möchte, kann dazu weiter lesen in: Hecht, Karl, Hecht-Savoley, Elena, Naturmineralien, Regulation und Gesundheit.

Ähnliche Dienste wie Montilo leisten ZeoBentMed und Luvos Heilerde innerlich.

Vom Geben und Nehmen

Um die hier erwähnten (und andere) Naturheil- und Hilfsmittel sinnvoll einzusetzen, ist ein Minimum an biochemischem Wissen mit Bezug zum Stoffwechsel erforderlich. Wie auch sonst viel nicht immer gleich mehr ist, so ist im Bereich des Stoffwechsels eins und eins nicht immer gleich zwei, sondern oft gleich null. Diese gegenseitige Neutralisierung der Heil- und Ergänzungsmittel gilt es zu vermeiden.

Stoffwechsel findet im letzten Schritt auf der Energieebene statt und eben nicht, wie uns der Begriff – bei zu kurzer Sicht – suggeriert, auf der materiellen. Dabei spielt u.a. der Prozess der Oxidation und Reduktion, die sog. Redoxreaktion, eine zentrale Rolle. Als Oxidation bezeichnete man früher die chemische Reaktion eines Stoffes mit Sauerstoff/Luft. Heute wendet man den Begriff auf alle Reaktionen an, die nach diesem chemischen Prinzip ablaufen, auch wenn kein Sauerstoff daran beteiligt ist. In diesem weiteren Sinne bedeutet Oxidation das Abgeben von Elektronen. Die *Oxidation* ist danach eine chemische Reaktion, bei der der zu oxidierende Stoff, der sog. Elektronendonator, Elektronen abgibt und dadurch seine Oxidationszahl erhöht. Der anderer Stoff, das Oxidationsmittel, der sog. Elektronenakzeptor, nimmt die Elektronen auf, wodurch es zur *Reduktion* seiner Oxidationszahl kommt. Mit der Oxidation ist also immer auch eine Reduktion verbunden. Beide Reaktionen zusammen werden als Teilreaktionen der sog. *Redoxreaktion* betrachtet.

Daher sollte man kein Präparat, das als Oxidationsmittel wirkt, zeitnah zu einem Präparat nehmen, das seine Wirkung als Reduktionsmittel entfaltet. Beide Präparate würden sich bereits im Magen miteinander befassen und neutralisieren, statt mit dem Stoff zu reagieren, den jedes einzelne im Organismus via Oxidation oder Reduktion unschädlich machen soll.

Zwischen der Einnahme von Präparaten, die im Wege der Oxidation und solchen, die im Wege der Reduktion wirken, sollte daher immer eine Zeitspanne von etwa zwei Stunden liegen! Das gilt natürlich nicht, soweit sie die hier erwähnten Oxidantien (siehe nachfolgende Tabelle) in vorgeschriebener Dosierung als Trinkwasserreiniger verwenden. Das Oxidans verbraucht sich dann im zu reinigenden Wasser und lässt eingenommene Antioxidantien unbeschadet.

Um es einprägsamer zu machen, hängen wir hier eine Tabelle an. Wird ein Mittel aus einer der beiden Spalten genommen, muss mit einem Mittel aus der gegenüber liegenden Spalte mindestens zwei Stunden gewartet werden.

Oxidationsmittel = Oxidantien	**Reduktionsmittel = Antioxidantien**
Das Mittel ist ein Elektronenakzeptor. Es veranlasst den Stoff, auf den es wirkt, zur Abgabe von Elektronen und macht ihn so durch Oxidation unschädlich.	Das Mittel ist ein Elektronendonator. Der Stoff, auf den es wirkt, übernimmt von ihm Elektronen und wird so durch Reduktion unschädlich.
Chlordioxid (MMS)	Vitamin C
Kolloidales Silber	Speisenatron
Adya Clarity / MMS Gold	Dr. Jacobs Basenpulver
	Montilo

Die Leber/Gallen-Reinigung und Nierenreinigung

Abschließend wollen wir Ihnen noch zwei Reinigungsverfahren für Leber und Nieren vorstellen. Diese Organe, deren Ausscheidungsfunktion für die Erhaltung und Wiederherstellung unserer Gesundheit herausragende Bedeutung zukommt, sind wie der Darm verhältnismäßig leicht zu reinigen.

Wir empfehlen die Leberreinigung nach Hulda Clarck, eine amerikanischen Parasitenforscherin, und die Nierenreinigung nach Andreas Moritz, sie ist unkompliziert und wirksam. Die Verfahrensanleitungen fügen wir als Anhang 1 und Anhang 2 diesem Kapitel an. Ausführliche Instruktionen dazu finden sich in dem Buch von Andreas Moritz, Die wunderbare Leber- & Gallenblasenreinigung (siehe Literaturverzeichnis).

Was die wenigsten wissen: Nicht nur in der Galle sondern auch in der Leber kommt es, auch schon bei relativ jungen Menschen, häufig zur Bildung mehr oder minder verhärteter Ablagerungen in oft imponierender Größe, die die Gallen- und die Lebergänge blockieren. Noch jüngst brachte eine Patientin, der meine Kollegin während der Colon-Hydro-Therapie zu einer Leberreinigung geraten hatte, beim nächsten Besuch aus der bereits beim ersten Mal ausgeschiedenen „Stein-Sammlung“ ein taubeneigroßes Prachtexemplar mit. Bei der anschließenden Spülung wurden noch mehrere Steine etwas geringerer Größe aus dem Darm gespült. Auch ein dreißigjähriger Patient brachte es bereits bei der ersten Ausleitung auf an die 100 Konglomerate von Reiskorn- bis zu etwa der Größe einer Kirsche.

Diese Steine sind in bildgebenden Diagnoseverfahren in aller Regel nicht zu sehen, da die meisten aus Gallenflüssigkeit, Cholesterin und Toxinen (Giftstoffen) bestehen. Sollten bei der ersten Reinigung keine Steine kommen, so heißt das nicht, dass Sie keine haben. Bei vielen gibt die Leber die Konglomerate erst ab der zweiten Reinigung her. Auch bei mir (Dorothee Osterhagen) war beim ersten Mal nur ein wenig lehmfarbiger Schleim zu sehen. Ab der zweiten Reinigung kamen neben einer Fülle erdfarbener Konglomerate auch zahlreiche grüne Steine von Erbsen- bis Kirschgröße. Nach der dritten Reinigung hat mein Körper einen ungeahnten „Vitalisierungssprung“ getan. Das erstaunliche an dem Verfahren ist, dass es trotz der oft beachtlichen Größe der Konglomerate völlig schmerzfrei ist. Auch das Abführmittel (Magnesiumsulfat / Bittersalz) tut seine Wirkung, ohne Krämpfe zu erzeugen. Für eine ungestörte Nachtruhe empfiehlt es sich, vor dem Zubettgehen mit dem eigentlichen Ausleitungstrunk (einer Mischung von Pampelmusensaft und Olivenöl) vier bis acht Kapseln Ornithin einzunehmen.

Ausleitungsverfahren sind, wie alle Fastenkuren (auch das Urinfasten!), am wirksamsten in den Tagen des abnehmenden Mondes, also in den 12 Tagen nach dem Vollmond. Die Leberreinigung sollten Sie mit monatlichem Abstand so lange wiederholen, bis keine Leber- und Gallensteine mehr ausgeschieden werden. Danach sollte sie alle 6 bis 12 Monate wiederholt werden. Jeder Leberreinigung sollte eine Darmspülung folgen, damit auch die letzten Konglomerate, bei denen es sich ja um kompakte Ansammlungen von Giftstoffen handelt, ausgeschieden werden. Entweder machen Sie sich ein bis zwei hoch eingeführte Einläufe mit jeweils 500 bis 750 ml Urin oder Sie lassen von einem Colon-Hydro-Therapeuten eine bis zwei Darmspülungen vornehmen.
Für die Nierenreinigung empfiehlt sich ein Abstand von zunächst ca. 6, nach zwei bis drei Reinigungen dann von 12 Monaten.

Anhang 1 zu Kapitel VI

Leberreinigung nach Dr. Hulda Clarck

Sie benötigen hierfür:

Bittersalz (Magnesium-Sulfat)	4 Esslöffel (nehmen sie Bittersalz = Magnesium-Sulfat und nicht Glaubersalz = Natrium-Sulfat. Magnesium-Sulfat tut bessere Dienste bei der Weitung der Lebergänge)
Natives Bio-Olivenöl	125 Milliliter (leichtes, geschmacklich mildes natives Bio-Olivenöl lässt sich besser schlucken)
Frische rosa Pampelmusen	Eine große oder zwei kleine, so dass Sie 180 bis 200 Milliliter Saft erhalten
L-Ornithin-Kapseln	Vier bis acht Stück, um das Einschlafen zu erleichtern; lassen Sie sie nicht weg, denn Sie könnten sonst eine unangenehme Nacht verbringen
Dicker Plastikstrohhalm (ist kein Muss)	Zum Trinken der Zubereitung, hilft den öligen Geschmack in Grenzen zu halten; Hartgesottenen reicht es, hernach den Mund und Rachen mit etwas Zitronenwasser zu spülen (dann ausspucken!)
Halblitergefäß mit Deckel (kein Muss)	Zum Verschütteln oder Verquirlen des Öls und des Pampelmusen-Saftes.

Führen Sie die Reinigung am besten am Wochenende durch, damit Sie sich am nächsten Tag erholen können. Nehmen Sie keine Arzneimittel und Vitamine ein, die Sie nicht unbedingt brauchen, um den Erfolg der Kur nicht zu gefährden. Beenden

Sie auch einen Tag vorher andere Heilmaßnahmen. Essen Sie ein leichtes Frühstück und Mittagessen ohne Fett und tierisches Eiweiß. Würzen Sie nur mit Kristallsalz. Dadurch kann sich Galle ansammeln und sich ein Druck in der Leber aufbauen. Höherer Druck bewirkt, dass mehr Steine ausgeschieden werden.

Der nachfolgende Zeitplan sollte strikt eingehalten werden. Stellen Sie sich am besten den Wecker!

14.00 Uhr: Essen und trinken Sie nun nichts mehr. Wenn Sie dies nicht beachten, könnte später erhebliches Unwohlsein auftreten.
Bereiten Sie das Bittersalz vor: Vermischen Sie vier Esslöffel in 800 Milliliter Wasser, und gießen Sie die Lösung in ein Gefäß. Dies ergibt vier Portionen zu jeweils 200 Milliliter. Stellen Sie das Gefäß in den Kühlschrank, und lassen Sie es gut abkühlen (dies hat nur geschmackliche Gründe; wenn Sie nicht gerne Kaltes trinken, muss das nicht sein, der bittere Geschmack ist dann nur intensiver).

18.00 Uhr: Trinken Sie eine Portion (200 Milliliter) der Bittersalzlösung. Falls Sie diese nicht schon vorbereitet haben, geben Sie jetzt einen Esslöffel in 200 Milliliter Wasser. Fügen Sie gegebenenfalls zur Geschmacksverbesserung einen achtel Teelöffel Vitamin C hinzu oder den Saft einer halben Zitrone.
Nehmen Sie Olivenöl und Pampelmusen aus dem Kühlschrank, damit sie sich auf Zimmertemperatur erwärmen können.

20.00 Uhr: Trinken Sie weitere 200 Milliliter Salzlösung.
Sie haben nun seit 14.00 Uhr nichts mehr gegessen, aber Sie werden keinen Hunger verspüren.

21.45 Uhr: Machen Sie sich fertig für das Bett. Die genaue Einhaltung der Zeiten ist für den Erfolg wichtig; weichen Sie nicht

mehr als zehn Minuten von den angegebenen Zeiten ab. Geben Sie 125 ml Olivenöl (abgemessen) in das Halblitergefäß. Pressen Sie die Pampelmuse von Hand aus, und gießen Sie den Saft in den Messbecher indem Sie das Fruchtfleisch zurückhalten. Dies muss mindestens 125 Milliliter, besser bis zu 190 Milliliter reinen Saft ergeben. Gießen Sie dies zum Olivenöl. Verschließen Sie das Gefäß dicht mit dem Deckel, und schütteln Sie kräftig, bis die Mischung ein wässriges Aussehen hat. Dies gelingt nur mit frischem Pampelmusensaft.
Wenn möglich, sollten Sie jetzt noch einmal auf die Toilette gehen, auch wenn sich dann der nächste Schritt um 22.00 Uhr etwas verspätet. Diese Verspätung sollte jedoch fünfzehn Minuten nicht überschreiten.

22.00 Uhr: Trinken Sie die zubereitete Mischung. Nehmen Sie zu den ersten Schlucken vier Kapseln Ornithin, damit Sie die Nacht durchschlafen. Wenn Sie bereits an Schlaflosigkeit leiden, nehmen Sie acht Kapseln. Wenn Sie der Geschmack der Öl/Saft-Mischung stört, trinken Sie mit einem dicken Strohhalm. Am besten nehmen Sie die Mischung mit ans Bett, aber trinken Sie im Stehen. Das Gefäß muss innerhalb von fünf Minuten geleert sein (sehr alte und geschwächte Menschen können im aufrechten Sitzen trinken und sich fünfzehn Minuten Zeit lassen).

Sobald Sie die Flüssigkeit getrunken haben, legen Sie sich im Bett flach auf den Rücken, wobei der Kopf etwas hochgelagert ist. Wenn Sie dies nicht tun, scheiden Sie möglicherweise keine Steine aus. Je rascher Sie sich hinlegen, desto mehr Steine werden zum Vorschein kommen. Halten Sie sich mindestens zwanzig Minuten so ruhig wie möglich und schlafen Sie dann getrost ein. Die Ausleitung ist nicht mit Schmerzen verbunden und das Ornithin wird Ihnen einen guten Schlaf bescheren.

06.00 Uhr: Nehmen Sie nach dem Aufwachen die dritte Dosis Bittersalz ein. Wenn Sie eine Magenverstimmung oder Übelkeit verspüren, warten Sie, bis diese abgeklungen sind. Wenn Sie möchten, dürfen Sie wieder ins Bett gehen. Trinken Sie diese Lösung nicht vor sechs Uhr.

08:00 Uhr: (Es muss ein zweistündiger Abstand zur Morgenportion eingehalten werden) Nehmen Sie die vierte und letzte Dosis der Bittersalzlösung ein (200 Milliliter). Wenn Sie möchten, dürfen Sie wieder ins Bett gehen.

Ab 10:00 Uhr: (Also ab zwei Stunden nach dem letzten Bittersalztrunk) können Sie wieder beginnen, Nahrung zu sich zu nehmen. Beginnen Sie mit Obstsaft. Essen Sie eine halbe Stunde später Obst. Eine weitere Stunde später können Sie eine leichte Mahlzeit zu sich nehmen. Bis zum Abendessen sollten Sie sich wieder normal fühlen.

Kontrollieren Sie den Erfolg: Am Morgen haben Sie wahrscheinlich Durchfall. **Der Stuhl sinkt nach unten, während die Leber- und Gallensteine wegen ihres Cholesteringehalts schwimmen.**

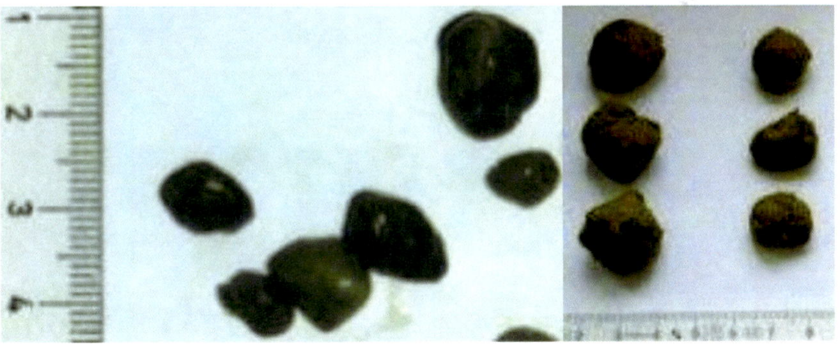

Prüfen Sie die schwimmenden Partikel in der Toilette auf grüne und braune plastikartige Steine, sie sind der Beweis, dass es sich um Leber- und Gallensteine, nicht um Verdauungsreste handelt.

Nur Galle aus der Leber ist erbsengrün. Zählen Sie die braunen und grünen Steine überschlägig. Sie können insgesamt bis zu 2000 Steine ausscheiden, bevor die Leber so gründlich gereinigt ist, dass Sie auf Dauer von Allergien, Schleimbeutelentzündung, Rückenschmerzen etc. befreit sind. Nach der ersten Reinigung sind Sie vielleicht bereits einige Tage symptomfrei; wenn jedoch die Steine aus dem hinteren Teil der Leber nach vorne wandern, treten dieselben Symptome erneut auf. Führen Sie Reinigungen in monatlichen Abständen durch bis keine Gallensteine mehr ausgeschieden werden.

Gelegentlich sind die Gallengänge voller Cholesterinkristalle, die sich nicht zu runden Steinen geformt haben. Sie erscheinen als bräunliche „Spreu“, die in der Toilette auf der Oberfläche des Wassers schwimmt. Sie besteht aus Millionen winziger weißer Kristalle. Die Ausscheidung dieser „Spreu“ ist ebenso wichtig wie die Reinigung von Steinen.

Von Skeptikern wird immer wieder eingewendet, es handle sich bei den Ausscheidungen durch die Leberreinigung um nichts anderes als Verklumpungen des Öl-Grapefruit-Trunkes. Wir haben einen solchen Stein aus einer eigenen Leberreinigung im Labor untersuchen lassen. Die Steinanalyse ergab: 100 % Cholesterin.

KLINISCH-CHEMISCHE-DIAGNOSTIK
Steinanalyse-Infrarotspektroskopie
Cholesterin 100 %

Anhang 2 zu Kapitel VI

Nierenreinigung nach Andreas Moritz

Es empfiehlt sich, vor der ersten Leberreinigung eine Nierenreinigung durchzuführen. Wenn Sie danach die Leberreinigung in monatlichen Abständen wiederholen, muss natürlich nicht jedes Mal eine Nierenreinigung vorgeschaltet werden.

Es braucht viel Flüssigkeit, um das innere Ihres Körpers zu "waschen". Sie sollten dabei etwa 4 Liter Urin pro Tag ausscheiden. Wenn die Nieren und die Blase von Krebs betroffen sind, steigern Sie die Dosis langsam bis zur doppelten normalen Menge. Fangen Sie jedoch genauso sachte an, um Druck in der Blase zu vermeiden.

Sie benötigen für die Nierenreinigungskur:

1. Majoran
2. Katzenkralle
3. Brennnesselwurzel

von 1. – 3. je 20 Gramm

4. Hortensienwurzel (Hydrangea arborescens)
5. Rote Wasserhanfwurzel (Eupatorium purpureum)
6. Eibischwurzel (Althea officinalis)
7. Fenchelsamen
8. Bärentraubenblätter
9. Wegwartenkraut
10. Goldrutenkraut (lassen sie es weg, wenn sie dagegen allergisch sind)

von 4. – 10. je 40 Gramm

Mischen sie die Kräuter und verwahren sie sie in einem luftdicht schließenden Behälter.

Übergießen Sie vor dem Zubettgehen drei gehäufte Esslöffel der Kräutermischung mit zwei Tassen Wasser und lassen sie das abgedeckte Gefäß über Nacht stehen. Bringen Sie die Mischung am Morgen kurz zum Sieden.

Wenn Sie das Ansetzen über Nacht vergessen haben, können sie die Mischung am Morgen 5 – 10 Min. köcheln lassen.
Seihen sie den Sud ab und trinken Sie ihn ungesüßt in 6 – 8 Portionen über den Tag verteilt. Lassen Sie nach Mahlzeiten mindestens eine Stunde vergehen, bevor Sie die nächste Portion trinken.

Sehr wichtig: Trinken Sie zusätzlich <u>mindestens</u> 6 – 8 Gläser stilles Wasser über den Tag verteilt, damit die sich lösenden Schlacken aus- und die Nieren gut durchgespült werden.
Wiederholen sie diese Prozedur 20 Tage lang.

Während der Nierenreinigung kann es zu Entgiftungserscheinungen kommen: Unbehagen oder Steifheit im Rücken, starker Geruch und dunkle Färbung des Urins.

Meiden sie während der Nierenreinigung so weit wie möglich tierisches Eiweiß, Tee, Kaffee, Alkohol, kohlensäurehaltige Getränke, Schokolade und alle Nahrungsmittel/Getränke, die Konservierungsstoffe und künstliche Farb- und Süßstoffe enthalten.

Seien Sie vorsichtig, wo Sie Ihre Kräuter bestellen! Kräuterhändler sind nicht alle gleich. Die Wurzeln sollten einen starken Geruch haben. Wenn Ihre Wurzeln kaum mehr riechen, haben sie ihre aktiven Ingredienzien verloren. Bestellen Sie sie dann woanders. Sie können auch frische Wurzeln verwenden. Vermeiden Sie pulverisierte Wurzeln.

Kapitel VII
AQUANTIN – Quanten-Energie aus Grünmasse

Vorbemerkung: Frau Schuler wurde im Mai 2014 durch einen neuen Patienten mit einem nach seiner Krankengeschichte unerwartet guten Blutbild auf das Energetikum Aquantin aufmerksam gemacht, das er seit drei Wochen nehme.
Bei dem Versuch, im Internet weitere Informationen zu erhalten, stellte wir schnell fest, dass es keine Webinformationen aus erster Hand gibt. Der Entdecker des Aquantins, Herr Josef Berger aus Brunnenthal, Österreich, und seine Reso Energy GmbH gehen informativ bewusst nicht den Weg über das Internet. Nach Anhörung von Herrn Bergers DVD-Vortrag erscheint uns das als weiser Entschluss. Nach dem persönlichen Eindruck, den er in seinem zweieinhalb-stündigen DVD-Vortrag vermittelt, handelt es sich bei Herrn Josef Berger um ein „österreichisches Ingenium“ vom Kaliber eines Viktor Schauberger. Um nicht Gefahr zu laufen, dass sich dessen Schicksal in der einen oder anderen Gestalt bei ihm wiederholt, ist er weise beraten, nichts aus der Hand zu geben.
Es ist nicht nur lohnend, die Geduld aufzubringen und sich Herrn Bergers DVD-Vortrag anzuhören, die Erkenntnisse und Anleitungen, die er mitteilt, erfordern das auch.

Die Gründe, warum wir uns entschlossen haben, unser Urinbuch nicht nur zu aktualisieren, sondern um das Aquantin-Kapitel zu erweitern, haben wir in Kapitel I – Was gibt’s Neues? – ausführlich mitgeteilt. Urin ist Körperwasser und Aquantin ist „Lebenswasser“, die Interdependenz liegt auf der Hand.

Die Entdeckung des Aquantins

Joseph Berger ist gelernter Tischlermeister. 1983 hatte er begonnen, in seinem Tischlereibetrieb aus zugeliefertem Durchforstungsmaterial (Grünmasse aus Ästen, Blättern, Nadeln) Heizenergie zu erzeugen. Dabei machte er eine interessante Beobachtung: Holzstäbchen aus der kleingehäckselten und durch Vergärung zu einem neuen Brennstoff prozessierten Grünmasse verbrannten mit einem Glühfunken statt einer (Streich-) Holzflamme, und zwar rückstandsfrei – also unter vollständigem Materialverlust. Untersuchungen des neuen Brennstoffs durch die TU-Wien ergaben einen Heizwert, der um 30 % über dem von Eiche und Buche lag, den Hölzern mit dem höchsten Heizwert in unseren Breiten. Für dieses Plus an Heizwert gab es keine wissenschaftliche Erklärung.

Zur weiteren Erforschung dieses Phänomens und seiner Nutzung zur Heizkraftzeugung baute Herr Berger zu Beginn der Neunzigerjahre eine größere Vergärungsanlage, die er zur Beobachtung der Vorgänge im Behälter mit extern ablesbaren Messeinrichtungen versah. Eine horizontal in der Mitte des Hackgut-Behälters eingebaute Isolationsschicht (ein Dielektrikum) teilt die zu prozessierende Grünmasse in zwei übereinander gelagerte Schichten. Zu Beginn des Gärprozesses wird der externe Sauerstoff zwischen den Massestückchen durch Umwandlung eliminiert, danach der interne, in der Grünmaterie selbst gebundene. Die von Herrn Berger protokollierten Messungen offenbarten, dass zwischen den beiden Schichten eine elektrische Dissoziation (Ladungstrennung) stattfindet, die sich stetig verstärkt. In der oberen Schicht entsteht positive elektrische Ladung, in der unteren negative. Anfangs verhindert die Isolationsschicht einen Potentialausgleich. Sobald aber die stetig zunehmenden Ladungen die Isolatorstärke des Dielektrikums überschreiten, kommt es zu blitzförmigen elektrischen Überschlägen durch die Isolationsschicht hindurch, die durch Rückkoppelung ihrerseits wiederum die Dissoziation verstärken. Über lange Zeit werden im Ein- bis Zwei-Sekundentakt pulsierende Entladungen aufrechterhalten. Begleiterscheinungen dieses Prozesses sind die Entwicklung großer Mengen Gas[108] und das Auftreten von Röntgenstrahlung bis zum Acht- bis Zehnfachen der natürlichen Röntgenstrahlung in der Atmosphäre. Diese, von der Strahlenabteilung der regionalen Feuerwehr nachgemessene, Röntgenstrahlung zeigt an, dass im Behälter elektrische Energie frei wird und in der vergorenen, bis in den Kern sauerstofffreien Grünmasse ein enormer Auflösungsprozess bis in den subatomaren Bereich stattfindet. Mit dem ersten Blitzüberschlag, so formuliert es Herr Berger, ist der „organische Reaktor" gestartet und produziert eine gigantische Resonanz und Schwingung, die zum Zerfall jeglicher Atomstruktur des eingelagerten Materials führt: in das grobstoffliche Proton(+) und Elektron(-), im Weiteren in die Bindungsenergieformen und in der weiteren Folge in die überfeinstofflichen Energieformen, die auch in jeder Pflanze, in jedem Menschen, in jedem Lebewesen sind.[109]

Diese während des Zerfallsprozesses stattfindende Energieumwandlung wird von Herrn Berger als „Umkehrung der Photosynthese" verstanden: Die im pflanzlichen Ausgangsmaterial durch die Photosynthese gebundene Sonnen-/ Licht-/ Vitalenergie wird durch den Auflösungsprozess im Reaktor freigesetzt.[110] Mit dem knallgasähnlichen Gemisch drängen diese Energien über die Druckregelung im oberen Bereich des Behälters nach draußen. Dabei schied sich in der ersten Druckregelungsstufe tropfenwei-

---

[108] 2.300 – 2.500 m3 pro Stunde; ein dem Knallgas ähnliches Gemisch

[109] Bei einer Temperatur über 42,5 ° (Celsius) lösen sie sich von ihrem Träger, z.B. vom Körper.

[110] Siehe dazu auch oben, Seite 9, Absatz 3, bis Seite 11

se eine ominöse klare Flüssigkeit ab, die nach Herrn Bergers Überzeugung kein Wasser sein konnte, weil es in der gesamten Anlage am für Wasserkondensierung erforderlichen Temperaturunterschied fehlte. Mit der Intention, sie später untersuchen zu lassen, sammelte er diese Flüssigkeit. Tatsächlich handelte es sich bei dieser zunächst unbeachteten wässrigen Abscheidung, die Herr Berger später nach erfolgten Analysen Aquantin nannte, um eine Substanz mit einer gigantischen Lösungs- bzw. Reinigungskraft im Körper.

An die drei Jahre trat diese durch eine Umkehrreaktion der Photosynthese frei werdende Vital-Energie unerkannt mit der Gasabscheidung in die Atmosphäre aus, verband sich mit der Luftfeuchtigkeit und wurde von den Mitarbeitern der Anlage und der Bevölkerung in der Umgebung eingeatmet.

Die Mitarbeiter am Reaktor bemerkten, dass alte Leiden abklangen, Hautveränderungen sich normalisierten und Wunden rasch heilten, ohne sich das erklären zu können. Erst als Herr Berger entdeckte, dass in den Jahren seit Betrieb der größeren Versuchsanlage die Sterberate in der Region signifikant gesunken war, dämmerte ihm die Erkenntnis, dass die beim Gasaustritt abgeschiedene Flüssigkeit gesundheitswirksam war. Josef Berger war damals, wie auf dem Lande üblich, als örtlicher Tischler gleichzeitig auch Bestatter. So hatte er Zugang zur Sterbestatistik und konnte feststellen, dass die Sterberate, die in Gemeinden seiner Größe bei im Durchschnitt 30 – 32 Fällen im Jahr liegt, in seinem Bezirk von durchschnittlich 26 - 28 Personen pro Jahr ab dem Jahre 1992 auf 24, 21, 18 und 1995 schließlich nur noch 13 Sterbefälle jährlich zurückgegangen war. Diese Beobachtungen waren der Anlass, die Flüssigkeit, die er aus Neugier oder/und Intuition gesammelt hatte, in drei verschiedenen Laboren untersuchen zu lassen, mit dem übereinstimmenden, unerwarteten Ergebnis: „reines Quellwasser“.

Gleichwohl nagte an Herrn Berger der Zweifel, und er experimentierte, zunächst ergebnislos, auf eigene Faust weiter, bis ihm die Idee kam, es „auf natürliche Weise“ zu versuchen. Er folgerte richtig: Wenn es Quellwasser ist, muss es sich auch mit Milch wie Wasser verhalten, und versuchte es mit der uralten Topfenherstellungsmethode. Gibt man Milch in Wasser, so findet nach einer Weile Milchsäuregärung und infolge davon ein Dissoziierungsprozess statt: Die in der Milch enthaltenen festen Bestandteile, der spätere Topfen, setzen sich oben ab und das trübe Wasser, die Molke, unten. Also verschüttelte er das angebliche Quellwasser im Verhältnis zwei zu eins mit Milch. Am nächsten Tag hatten sich die festen (geronnenen) Milchbestandteile am Gefäßboden abgesetzt und die klare Flüssigkeit stand ungetrübt darüber, glasklar durchsichtig. Das war der Anlass, die ominöse Flüssigkeit dem bekannten Biophysiker Prof. Fritz-Albert Popp in Neuss zur Begutachtung zu übergeben.

Prof. Popp befasst sich seit Jahrzehnten mit der Messung von Lebensenergie und Lichtabstrahlung lebendiger Organismen, der sog. Biophotonen-Strahlung.[111] Wie am Ende des ersten Kapitel bereits erwähnt, maß Prof. Popp in der von ihm untersuchten vergleichsweise geringen Flüssigkeitsmenge eine feinstoffliche „Vital“-Energie, die dem bioenergetischen Gehalt von ca. 60 – 100 Rohkostmenüs entsprach.

Seine Versuche mit Meeresalgen in Süßwasser – für Meeresalgen ein tödliches Milieu – zeigten, dass sich der bei den Algen sofort einstellende Absterbeprozess nach der Zugabe nur eines Tropfens Aquantin (auf 1L Wasser) umkehrte: Die die Algen verlassenden Biophotonen – im Elektronenmikroskop als Lichtpunkte erkennbar – wurden nach der Aquantin-Zugabe wieder in die Algen hineingezogen. Herr Berger sieht darin die sinnfällige Er-

---

[111] Nachzulesen in: Das Licht des Lebens, Auszüge aus einem Interview von Mathias Bröckers mit Prof. Dr. Fritz A. Popp, www.broeckers.com/Popp.htm

klärung für den Rückgang der Sterberate in den Jahren 1992 bis 1995, als das Energetikum mit dem ausströmenden Gas frei in die Atmosphäre gelangte: „Wenn eine Zelle mit dieser Lebensenergie in Berührung kommt“, so Herr Berger, „führt das dazu, dass die Lebensenergie länger gehalten und der Absterbeprozess zurückgesetzt wird.“ Anders formuliert: Aquantin führt in den Sterbeprozess[112] eine gegenläufige Tendenz ein.

Mit einer weiteren Versuchsanordnung sollte die Wasserentkeimungswirkung von Aquantin durch die Annäherung an einen zuvor mit vollständig gereinigtem Wasser eingestellten Nullwert festgestellt werden. Nach Zugabe nur eines Tropfens Aquantin in 0,5 L verunreinigtes Wasser wurde dieser Nullwert sogar noch um 13% unterschritten, wofür es nach Aussage von Prof. Popp nach dem derzeitigen theoretischen Wissensstand keine Erklärung gibt.

Die Wirkung von Aquantin im menschlichen Körper

Aquantin ist kein Arznei- oder Nahrungsergänzungsmittel im herkömmlichen Sinne; die Flüssigkeit beinhaltet keinerlei chemischen Wirkstoff und ist daher am ehesten mit einem homöopathischen oder einem Bachblüten-Mittel – allerdings ohne spezifische symptomatische Ausrichtung – vergleichbar. Aquantin ist ein reines Energetikum, reine, d.h. noch nicht spezifizierte, Lebensenergie.

Letztendlich ist jedes Krankheitsgeschehen ursächlich auf einen gemeinsamen Nenner zurückzuführen: den Mangels an Lebens-

---

[112] der energetisch betrachtet sogleich mit der Geburt beginnt

energie. Unser Organismus ist von Geburt an mit einem Selbstreinigungs- und Selbstheilungsmechanismus ausgestattet; das einzige, was er braucht, damit dieser Selbstheilungsautomatismus zufriedenstellend funktioniert, ist Lebensenergie. Von der Natur ist vorgesehen, dass ihm diese – letztendlich von der Sonne kommende Vitalenergie – über die unmittelbare und mittelbare (im Tier prozessierte) pflanzliche Nahrung zugefördert wird.[113] Die vom Organismus benötigte Energie wird im Darm aus der Nahrung wieder herausgelöst und über die Darmwand mit dem Blut zum Gehirn transportiert. Das leitet sie dahin, wo sie benötigt wird. Der Darm ist der „Reaktor" des Menschen. Er muss stündlich 70 – 80 Watt[114] an elektrischer Energie produzieren. Ist zu wenig Energie da, muss das Gehirn bei der Verteilung selektiv vorgehen und es kommt zu energetisch unterversorgten Bereichen. Diese unterversorgten Areale „gehen in den sauren Bereich" und werden anfällig für Krankheitsmuster aller Art.

Der Energiegehalt unserer Nahrung wird durch unser unnatürliches Wirtschaften immer geringer – bei gleichzeitiger exzessiver Erhöhung unseres Energiebedarfs durch biophysikalische, biochemische und mentale! Überforderung unsres Organismus, wodurch wir den mit der Geburt einsetzenden Absterbeprozess dramatisch ankurbeln.[115] Aquantin ist flüssige Lebensenergie; es führt eine gegenläufige Tendenz in den Absterbeprozess ein, indem es unserem Selbstheilungsmechanismus die benötigte unspezifische, d.h. symptomatisch ungerichtete Energie zuführt. Mit der Tagesdosis Aquantin wird dem Organismus die sechs- bis

---

[113] Siehe oben Seite 10

[114] Für einen 24-stündigen Tagesbetrieb an Bewegungs- und Abstrahlungswärme (die meiste Energie wird beim Warmblüter durch die Abstrahlungswärme verbraucht) benötigt der Mensch durchschnittlich 1.700 Watt.

[115] Mehr darüber, was unsere Energiebilanz dramatisch nach unten führt, können Sie in diesem youtube-Video erfahren:
youtube.com/watch?feature=youtu.be&v=mr71cWiLamg&app=desktop

siebenfache Menge der täglich im Darm aus der Nahrung produzierten Energie zugeführt. Darüber hinaus hebt die im Aquantin in hochkonzentrierter Form schwingende Information von Vitalenergie auch die Vitalität der täglich verzehrten Nahrung.[116]

Der Vorgang der Vitalisierung des Organismus durch Aquantin ist messbar. An den Meridianen von austherapierten[117] Testpersonen wurde nach Einnahme von Aquantin eine Erhöhung der Vitalenergie bis zur Geburtslinie (ca. 9000 Bovis-Einheiten) gemessen – selbst an Meridianen, von denen man noch gar nicht wusste, dass sie energetisch so hoch ausschlagen können. Nach Aussagen des Leiters der Klinik, in der die Messungen durchgeführt wurden, handelt es sich bei Aquantin um eine Art „Stammzell-Energie in flüssiger Form“ mit einer gigantischen Lösungs- bzw. Reinigungskraft im Körper. Mit diesem Energiepotential könne gegen jede Krankheit vorgegangen werden. Die Zellen würden belebt und aktiviert und so die energetische Basis für Heilungsprozesse geschaffen. Aufgrund seiner enormen Reinigungswirkung sei es ein „trinkbares Antibiotikum“ mit einer zehnfach höheren Wirkung als alle bekannten pharmazeutischen Antibiotika. Das hat sich bei Messungen im Nanobereich später bestätigt: Die

---

[116] In diesem Zusammenhang sei zum grundsätzlichen Verständnis vermerkt: Ein Organismus kann nur funktionieren, wenn jede Zelle zu jeder Zeit über alle Informationen verfügt, die sie benötigt, um im Einklang mit dem psychophysischen Gesamtgeschehen zu kooperieren. Zu diesem Zweck verfügt der Körper über ein Lichtinformationssystem, das dafür sorgt, dass jede lebensrelevante Information – ohne Zeitverzug, d.h. mit Lichtgeschwindigkeit – weitergeleitet wird. Lichtenergie ist elektrische Energie, die Begriffe: Information, elektrischer Impuls, Lichtimpuls, Energieimpuls sind im vorliegenden Kontext austauschbar.

[117] Über die Biophotonenabstrahlung kann man den Energiepegel der Organe an den dem Organbereich zugeordneten Meridianen messen. Ein Kranker ist austherapiert, wenn sich der Energiepegel der von der Krankheit befallenen Organbereiche in Nähe der Nulllinie bewegt. Weil der Energiepegel bei null liegt, greift kein Medikament mehr – da ist nichts mehr, womit eine energetische Schwingung in Resonanz gehen kann.

Nano-Schwingung von Aquantin liegt im UV-Lichtbereich und ultraviolettes Licht ist seit langem als potentes Antibiotikum bekannt. Es schafft durch seine Lichtinformation in dem Medium, das es bestrahlt, energetische Bedingungen, die der Existenz und Vermehrung von Keimen unförderlich sind.

Inzwischen hat Herr Berger, einem Rat Prof. Popps folgend, sich das Aquantin-Gewinnungsverfahren patentieren lassen und wird Aquantin bereits in zahlreichen Betrieben zur chemiefreien Wasserreinigung eingesetzt. Wenn dem Wasser Aquantin zugefügt wird, überträgt es seine UV-Lichtinformation auf das Wasser und macht es dadurch für Bakterien unbewohnbar. Das gleiche geschieht durch die Aquantin-Einnahme in unserem Körper. Das Körperwasser geht energetisch zurück in den Zustand bei seiner Entstehung, d.h. in den energetischen Zustand bei der Geburt, und über kurz oder lang reinigt sich der Körper auf diesem Weg von den Krankheiten, die er sich seit unserem Start ins Leben zugezogen hat.

Energetisch-informationell betrachtet, bewirkt Aquantin eine Optimierung des Stoffwechsels im Wege der „Triggerung". Unter Triggerung versteht die Wissenschaft den Vorgang der Auflösung von degenerativen Prozessen und Blockaden durch Informationsübertragung. Die Information, der „Trigger", ist ein subtiler psychischer oder physiologischer Schlüsselreiz, der verschüttete Gesundheits-Erinnerungen und dadurch degenerierte oder blockierte physiologische Prozesse wiederbelebt. Anders formuliert: Das Aquantin löst quantenphysikalische Reaktionen aus, die negative Informationen im Körper löschen, indem die "gesunde Information" (durch Lichtquanten, d.h. Lichtenergie) wiederbelebt wird.

Die energetisch-informationelle Rücksetzung und Zellerneuerung durch das Aquantin ist empirisch belegt, mit wissenschaftlich anerkannten Theorien aber noch nicht erklärbar. Vielleicht werden die Erkenntnisse Prof. Pollacks zum 4. Aggregatzustand des Wassers, dem EZ-Wasser[118], die Theorie weiterbringen. Vieles, was Herr Berger auf seiner DVD über die Entstehung und Wirkungen von Aquantin berichtet, erinnert an EZ-Wasser: Ladungstrennung, Umkehrung der Photosynthese, Schwingung im UV-Spektrum bei 270 nm, auf Lichtquanten beruhende Energetisierung anderer Medien, um nur einige dieser Paralellen zu nennen. Prof. Pollack vermutet, dass die Photosynthese den Mechanismus des EZ-Wassers benutzt, wobei die EZ am Chlorophyll zu finden sein müsse, wo es dann zu lichtinduziertem Aufspalten von Wasser und Trennung von Ladungen komme.[119] Möglicherweise sind die biophysikalischen Vorgänge beim EZ-Wasser auch bei der Entstehung des Aquantins durch die von Herrn Berger berichtete Umkehrung der Photosynthese beteiligt.

Das Aquantin-Energetikum in der Praxis

Aufbewahrung

Aquantin soll vor Hitze, Licht und Strahlen geschützt gelagert werden, also nicht in der Nähe von Fernseher, Mobiltelefon, Mikrowelle oder Ähnlichem. Bei Erhitzung über 42,5° C[120] geht die energetische Information verloren.

---

[118] Siehe oben Seiten: 57, Absatz 3, bis Seite 59

[119] Wasser – Viel mehr als H2O, Seite 133 ff., 135

[120] Bei dieser Temperatur stirbt der Mensch, die feinstofflichen Energien lösen sich vom Körper.

Wegen der Lichtempfindlichkeit wird dunkles Glas (am besten Mironglas) und dunkle Lagerung (am besten im Eierfach, nicht Eisfach(!), des Kühlschranks) empfohlen.

Schütteln oder Verwirbeln des Aquantins mit einer Gummipipette sollte vermieden werden; daher keinen Tropfer an der Flasche anbringen und keine Pipette mit Gummiballon auf der Flasche lassen. Die neue Verpackung trägt dem Rechnung. Die Lieferung der 50ml-Flasche erfolgt jetzt in einer Schachtel mit einem Kartoneinsatz mit ausgestanzten Öffnungen für das Fläschchen, die Packungsbeilage (zum Nachlesen) und die Pipette, die jetzt wie eine Spritze konstruiert ist, mit der die benötigte Menge aufgezogen wird. Beim Aufziehen das Fläschchen aus Gründen der größeren Stabilität am besten im Karton belassen, wer weniger geschickt ist, könnte es dabei sonst umstoßen.

Einnahme

Aquantin sollte stets mit kohlensäurefreiem, mineralarmem Wasser guter Qualität eingenommen werden, nicht mehr als 150mg/L Verdampfungsrückstand = ca. 250 mikroSiemens, z.B.: stilles Lauretana (16 mg/l), Black-Forest (35,8 mg/l), Plose (22 mg/l), Hornberger Lebensquell (49 mg/l), Volvic (130 mg/l), druckfrei hergestelltes und revitalisiertes Umkehrosmose-Wasser, zu unbelastetem Trinkwasser aufbereitetes Leitungswasser[121]. Hier müssen Sie sich kundig machen!

---

[121] Die einfachste und mit Abstand preiswerteste Form der Aufbereitung ist die Reinigung des Leitungswassers mit einem Kohleblock-Filter (Carbonblock-Filter), am besten mit zusätzlichem Vitalisierungs-Element, wie z.B. EM-Keramik, Kristallen, Verwirblern oder geeigneten Magneten. Ein solcher Filter kann sowohl untertisch als auch auftisch installiert werden. Gut informiert zu

Es gibt viele Flaschen-Wässer, die als leicht, mineralarm, keimfrei angepriesen werden, die aber so behandelt worden sind, dass sie keine Lebensenergie mehr enthalten. Wenn man solch „totes“ Wasser in großen Mengen trinkt, schädigt man den Organismus. Das kann bis zur Entwicklung einer Schrumpfniere führen, weil der aus totem Wasser resultierende energiearme Harn den Nieren zu viel Lebensenergie entzieht.

Das Wasser sollte mineralarm sein, damit es die auszuscheidenden Schlacken aufnehmen und abführen kann. Mineralreiche Heilwässer sind Nahrungsergänzungsmittel, sie helfen nicht bei der Entschlackung des Körpers. Dazu sind täglich mindestens 2 Liter vitales, mineralarmes (leichtes) Wasser erforderlich, das schluckweise getrunken werden sollte. Sturztrünke laufen durch, wie der Gießwasserschwall durch einen trockenen Blumentopf.

Herr Berger empfiehlt: Da jedes Wasser andere Eigenschaften besitzt, um Schadstoffe aus dem Körper auszuleiten, wäre es gut, falls eine Auswahl an guten Wässern zur Verfügung steht, das Wasser alle drei Wochen zu wechseln.

Sie können die tägliche Aquantin-Menge in Ihre Trinkflasche tun, sollten dann aber darauf achten, dass diese lichtgeschützt und nicht in der Nähe von Heiz- oder Strahlungsquellen steht.

Ich bevorzuge die andere Variante. Ich gebe die Tagesdosis Aquantin in eine 250 ml fassende mit gutem Wasser gefüllte Dunkelglas-Flasche mit etwas weiterem Hals, die ich im Türfach des Eisschranks aufbewahre und in kleinen Portionen über den Tag verteilt leere – zusätzlich zu mindestens zwei Litern vitalem, mineralarmem, stillem Wasser mit Raumtemperatur.

---

diesem Thema Christa Traczinski in ihrem Buch: Energie erleben, Mehr Wohlbefinden durch Energytools.

Die Aquantin-Tagesmischung sollte man bis ca. 16 Uhr aufgebraucht haben – wegen der Nachtruhe. Jeder wird rasch selbst herausfinden, wie und bis wann es ihm am besten bekommt.

Dosierung

Grundsätzlich gilt: Weniger ist mehr!

Dosierung generell nach Anleitung in der Packungsbeilage mit der beiliegenden Dosierpipette mit flachem Ende und Aufziehstempel. Inhalt der Reso Energy-Dosierpipette: Rot = 15 Tropfen, Gelb = 10 Tropfen, Grün = 5 Tropfen einer handelsüblichen Dosierpipette mit Gummiballon. Nicht vergessen: Bei Verwendung einer solchen Ersatzpipette jedoch niemals den Ballon drücken, wenn die Pipette in der Aquantin-Lösung steckt!

Vegetarier sollen nur ½ der empfohlenen Anfangsdosis nehmen.

Für Gesunde und nach der ersten zwei- bis dreimonatigen Einnahmephase beschwerdenfreie Anwender genügt die ein- bis zweimal wöchentliche Einnahme von Aquantin zur Unterstützung der Energie-Bilanz, 2 – 3 Tr. in einem Glas Wasser. Nie vergessen: Auch Gesunde sollten täglich mindestens 2 L gutes zum Abführen von Schlacken geeignetes Wasser trinken – zusätzlich zu sonstigen Genuss- oder Heilgetränken.

Da nur kleinste Mengen benötigt werden, kommt eine Person in altersadäquatem Gesundheitszustand mit einem 50ml-Fläschen ca. 1 – 1½ Jahre aus.

Die Tagesmenge für einen sehr geschwächten, kranken oder sensiblen Menschen kann unter Umständen deutlich niedriger sein als für einen Gesunden. Für Menschen mit gravierenderen Erkrankungen empfiehlt sich ein Einschleichen über eine Phase von zwei bis drei Wochen mit langsam ansteigender Tropfenmenge bis auf fünf Tropfen täglich; wenn möglich, sollten sie, zumindest in der Anfangszeit, Aquantin-kundige therapeutische Begleitung hinzu ziehen.

Auch Kinder können Aquantin nehmen, in der gleichen Dosierung wie Erwachsene.

Aquantin hat keine schädlichen Nebenwirkungen. Selbst wenn die ganze Flasche auf einmal von einem Gesunden ausgetrunken wird, ist das ganz ungefährlich, weil dieses Übermaß an Information vom Körper nicht angenommen wird.

Für ein Vollbad werden zweimal rot = 24 Tropfen empfohlen.

Zur Energetisierung von Schmuck und ähnlichen Gegenständen: Gegenstand über Nacht in Aquantin-Lösung geben, Konzentration: auf 50 ml Wasser 30 bis 50 Tropfen Aquantin. Am Körper getragene Gegenstände sollten nach einer Erkrankung erneut energetisiert werden.

Die Heilreaktion

Herr Berger erklärt die Heilwirkung des Aquantins so: Aquantin führt den energetischen Absterbeprozess zurück. Es hebt die durch den Absterbeprozess kontinuierlich abnehmende Energiebilanz wieder an. Wird der energetische Pegel erreicht, bei dessen Unterschreiten sich ein Krankheitsbild manifestieren und festsetzen konnte, also eine Krankheit entstanden ist, dann löst der energetisch rehabilitierte, d.h. revitalisierte Organismus das Krankheitsbild wieder auf. Dabei gilt nach mehrjährigen Beobachtungen bei Anwendern als Faustregel: Die Regeneration mit Aquantin benötigt ein Zehntel der Zeit seit Beginn der Erkrankung plus 2 Monate. Es ginge – wie bei Tieren und Pflanzen

– sehr viel schneller, wenn beim Menschen nicht hartnäckige naturwidrige Konzepte und mentale Blockaden im Wege stünden, die zunächst energetisch aufgelöst werden müssen, bevor sich der Körper re-strukturieren kann.

Dabei geht der Heilungsweg des Aquantins über das Zentralnervensystem (ZNS). Dies hat sich bewahrheitet beim Einsatz von Aquantin gegen Schlangenbisse. Westliche Ärzte haben in Indien Aquantin erfolgreich gegen Schlangenbisse aller Art eingesetzt. Schlangengifte wirken über das ZNS. Sie verursachen energetische Blockaden im Gehirn und führen dadurch zu unterschiedlichen Formen von Organversagen. Bei richtiger Dosierung beseitigt Aquantin diese Blockaden im ZNS – und zwar unverzüglich, da hier ja notwendiger Weise immer ohne Zeitverzögerung therapiert wird.

Die Auflösung energetischer Blockaden im ZNS ist auch der Zugang, über den Aquantin psychotrope Wirkungen entfaltet und sich u.a. auch bei Depressionen als hilfreich erwiesen hat.

In der Regel kommt es bei der Heilung degenerativer Prozesse und chronischer Krankheiten zu den gleichen Symptomen, von denen sie in ihrer Entstehungszeit begleitet waren, sog. Heilreaktionen. Leben solche Symptome wieder auf, so zeigt das, dass der Körper auf die Information des Aquantin-Energetikums reagiert. Am Anfang der Heilung steht die Auflösung der Blockaden, der mentalen und der physiologischen, der geistigen und körperlichen Schlacken. Verläuft dieser Prozess zu heftig, sollte man einige Tage mit dem Aquantin pausieren und dann mit einer reduzierten Dosis wieder anfangen.

Vor allem Ungeduldige sollten sich das Nachfolgende gut einprägen: **Die Natur heilt wie sie will und nicht wie Sie wollen!** Also beginnt sie sehr oft auch nicht da, wo Sie es gerne hätten, sondern da, wo es die energetische Gesamtsituation des Organismus erfordert.

Der Prozess der Selbstheilung geht von den einfacheren zu den schwierigeren Heilungsaufgaben. Schlacken, die überall abgelagert sind und oft "den Stoff, aus dem die Krankheiten werden" bilden, kann der Körper am leichtesten abbauen. Aquantin stoppt zunächst den Fortschritt akuter Beschwerden und beginnt dann mit ihrer Rückführung. Im Vollbesitz der Lebensenergie kann der Körper sogar letzte Krankheitsinformationen löschen und die Zellen quasi in den Urzustand zurückführen. Blutuntersuchungen an „Gesunden" ergaben nach wenigen Wochen der Einnahme eine Verjüngung des Blutes bis zu 50 %. Das Aquantin-Energetikum bewirkt ferner, dass abgestorbene Zellen aus dem Körper ausgeschwemmt und alle Verunreinigungen über alle Ausscheidungsorgane des Körpers ausgeschieden werden.

Nach Einnahme von Aquantin, kommt es daher sofort zu verstärkter Schlackenlösung im Körper, welche durch viel gutes, d.h. sauberes und bindungsfähiges, gering mineralisiertes, Wasser und Entschlackungstees möglichst rasch ausgeleitet werden sollten. Je kränker man ist, umso behutsamer sollte, besonders anfangs, dosiert werden, um stärkere unangenehme Erstreaktionen zu vermeiden.

Einnahmepausen zur Ausgleichung eines psycho-physisches Ungleichgewichts

In der Anwendungsphase von Aquantin kann zwischen der mentalen und körperlichen Entwicklung ein Ungleichgewicht entstehen. Es kommt mental zu einem starken Energie-Anstieg, dem der Körper energetisch nicht so schnell folgen kann. In einer solchen Schieflage hat der Körper keine Gesundungsreaktion. Um wieder Gleichgewicht zwischen den beiden Bereichen herzustellen, sollte daher alle zwei Monate eine Anwendungs-Pause von etwa drei bis vier Wochen eingelegt werden, die sog. Ausgleichungsphase. Nach den Praxiserfahrungen von Herrn Berger hat die Gesundungsreaktion ihr Optimum in der letzten Woche der Ausgleichsphase und der ersten Woche der daran anschließenden neuen Anwendungsphase.

Treten in der Ausgleichungsphase Beschwerden und/oder alte Krankheitsbilder wieder auf, so weist das darauf hin, dass man sich in der Einnahmephase „über-energetisiert" hat. In der anschließenden Wiederanstiegsphase sollte dann die Dosis für einige Zeit auf ½-grün herabgesetzt werden.

Das Gleiche gilt, wenn in der Einnahmephase Krankheitssymptome und/oder starke Müdigkeit auftreten; dann ein paar Tage mit der Einnahme aussetzen und anschließend mit reduzierter Dosis weiter machen.

Während der Aquantin-Einnahme können auch allergische Erkrankungen kurzzeitig wieder aufflackern oder/und Durchfälle auftreten. Wichtig zu wissen ist: Nicht das Aquantin bewirkt diese (Heil-) Reaktionen sondern unser durch Aquantin energetisch wieder rehabilitiertes Immunsystem. Aquantin hat keinerlei Inhaltsstoffe, auf die der Organismus allergisch reagieren könnte; es ist ausschließlich ein flüssiger Trägerstoff sehr hoher Vitalenergie, die die Energiebilanz und das Immunsystem hochfährt.

Begleitende Maßnahmen zur Verbesserung der Ausleitung

Darmsanierung durch Ausleitung von Verkrustungen und Ablagerungen (Colonhydro-Therapie) und Aufbau einer vitalen Darmflora (z.B. Provitaflor, Vitabiosa, u.a.).

Regelmäßige Basenbäder (1/2 – 1-stündiges Vollbad – nicht über 40° C – mit einigen Esslöffeln Magnesium-Sulfat oder einem anderen Basenpulver und 7 – 8 Tropfen Aquantin) zur Reinigung der Haut. Die Haut nach einer Weile des „Einweichens" mit einem Lufa-Schwamm oder einer Bürste zur Entfernung abgestorbener Hautzellen gründlich abreiben.

Anpassung der Lebensweise: Seien Sie nicht nur bemüht, die mit Aquantin gelösten Schlacken los zu werden. Achten Sie auch darauf, dem Entstehen neuer Schlacken vorzubeugen. Passen sie ihre Lebensweise (Ernährung, Bewegung, Soziales, Geistiges) an!! Von ihren Therapeuten oder aus der Literatur erhalten sie dazu hilfreiche Ratschläge.

Spülen: Sehr viel trinken: mineralarmes, stilles, vitales Wasser! Und die Nieren anregen!

Aus Erfahrungsberichten

Aquantin hat interessante Auswirkungen bei Alkoholkonsum. Bei Probanden, denen in einem bestimmten Zeitraum eine entsprechende Menge an Alkohol verabreicht worden war, wurde eine Blutalkoholkonzentration von 1,37 Promille gemessen. Nach Einnahme von Aquantin war die BAK innerhalb von dreieinhalb Stunden auf null gesunken.

Das soll allerdings nicht heißen, dass nunmehr unbedenklich Alkohol getrunken werden kann. Die für unseren Körper nutzbare Lebensenergie wird im Darm produziert, er ist der „Reaktor" des Körpers; für eine gesunde Energie-Bilanz muss der Darm mindestens 70 – 80 Watt stündlich erzeugen. Alkohol hat eine negative Energie, die die vom Darm erzeugte positive Energie neutralisiert, die dem Körper dann nicht zur Verfügung steht. Das führt zu Blockaden im Gehirn, die als Berauschung bis hin zur Ohnmacht empfunden werden. Bei Anwendung des Aquantins wird ein leichteres Loslassen der Süchte beobachtet.

Anwendungen bei Personen mit Herz-Kreislauf-Problemen, Diabetes, HIV, Borreliose, MS, Depressionen, Haarausfall u.v.m. haben außergewöhnlich gute Ergebnisse gezeigt:

Eine junge Frau war durch Lähmungserscheinungen infolge einer zu spät erkannten Borreliose bereits arbeitsunfähig. Sie begann im Juni das Aquantin einzunehmen, und konnte im August wieder zur Arbeit gehen. Im Dezember wurde ihr die völlige Wiederherstellung ihrer Gesundheit attestiert.

Diabetiker müssen häufiger kontrollieren, Aquantin senkt den Blutzucker, da die Bauchspeicheldrüse langsam wieder zu arbeiten beginnt.

Aquantin und Krebs: Es wurde festgestellt, dass Aquantin zur Abstoßung der Krebsgeschwulste und Metastasen aus dem gesunden Gewebe und anschließender Abkapselung der abgestoßenen Tumore führte, die sodann operativ entfernt werden konnten.[122] Dieser Abstoßungs- und Abkapselungsprozess ist in der Anfangsphase der Einnahme begleitet von einer Massezunahme des Tumors und eventuell bereits vorhandener Metastasen sowie in entsprechenden Fällen auch von einer quantitativen Zunahme der Metastasen – weil bisher noch nicht entdeckte Metastasen durch den beschriebenen Eliminierungs- und Abkapselungsprozess erkennbar werden.

Bei Gehirntumoren muss eine solche Volumenzunahme auf jeden Fall vermieden werden. Hier darf daher nicht sofort mit der Einnahme des flüssigen Aquantin-Energetikums begonnen wer-

---

[122] Wenn sie nicht stören, müssen sie nicht entfernt werden, weil sie vom Körper abgekapselt sind und keine malignen Aktivitäten mehr entfalten.

den, eben weil sich der Tumor bei normaler Heilreaktion in der Regel zunächst vergrößert, bevor er sich abkapselt. Hier wird in den ersten 6 Wochen nur Aquantin-Salbe aufgetragen:

Mit Salbe zu bestreichende Areale (jeweils eine Fläch von ca. 5 cm Durchmesser) zunächst mit Spraylösung (siehe unten) besprühen, dann minimale Mengen der Salbe (so viel, wie bei einer leichten Berührung an der Fingerspitze klebt) auftragen:

1. Woche: Pulsregion rechte Hand
2. Woche: wie 1. plus Pulsregion linke Hand
3. Woche 1. und 2. plus rechte Ellenbogenbeuge
4. Woche 1. bis 3. plus linke Ellenbogenbeuge
5. Woche wie 1. bis 4. plus rechte Schläfe
6. Woche wie 1. bis 5. plus linke Schläfe
7. Woche: Mit Einnahme von Aquantin beginnen.

In allen Fällen der Behandlung von Krebs und ähnlich schwerer Erkrankungen sollten Sie Aquantin nie ohne Begleitung eines mit der Wirkung von Aquantin vertrauten Arztes einnehmen!

Aquantin-Spray: In eine 50ml-Sprühflasche (Dunkelglas!) Aquantin geben, Dosierpipette zwei- bis fünfmal bis rot aufziehen (30 – 70 Tr.), restlichen Flascheninhalt mit gutem Wasser auffüllen. Augenlider, Haut, Krampfadern, Mund, Rachen etc. damit besprühen.

Aquantin-Salbe: Die Salbe immer dünn und **auf die feuchte** Haut auftragen, am besten nach vorherigem Besprühen der Haut mit Aquantin-Spray. Die Salbe wird u.a. erfolgreich bei Hautfalten angewendet. Hautfalten entstehen durch Degenerierung der Haut. Das Aquantin in der Salbe belebt die energiearmen Hautzellen.

Bei Tieren hat Aquantin eine gesteigerte Wirkung, da sie frei von mentalen Blockaden und konzeptuellen Widerständen sind. Parasiten im Blut von Pferden waren innerhalb von zwei Stunden nicht mehr nachweisbar (Weber-Test-Beweis).

Viele Anwender berichten von einer Steigerung der sexuellen Appetenz und Potenz.

Aquantin bei Kinderwunsch: Herr Berger führt die Kinderlosigkeit gesunder, zeugungsfähiger Partner darauf zurück, dass diese Partner sich energetisch zu stark ausgleichen. Zeugung könne immer nur bei einem Potentialgefälle zwischen Ei- und Samenzelle stattfinden. Er empfiehlt den Partnern über fünf Monate in getrennten Betten zu schlafen. Während dieser Zeit solle ein Partner das Aquantin nehmen, der andere Partner nicht. Enthaltsamkeit sei nicht erforderlich, aber die Partner sollten während des Nachtschlafes nicht nah beieinander liegen, da sonst der Potentialausgleich stattfinde. Nach fünf Monaten sei das Potentialgefälle so stark, dass eine Befruchtung statthaben könne. Herr Berger legt die Hand dafür ins Feuer: Nimmt der Mann das Aquantin wird es ein Junge, nimmt es die Frau, wird es ein Mädchen. Diese Gesetzmäßigkeit sei in der Tierzucht bereits statistisch verifiziert worden.

Verbrennungen 3. Grades: Einen Tropfen draufgegeben, Wunde kristallisierte aus, nekrotisches Gewebe fiel ab, nach zwei Tagen war die Wunde verheilt.

Mechanische Störungen, z. B. Bandscheibenvorfall, Verrenkungen etc., sind durch Aquantin nicht beeinflussbar. Hier muss der entsprechende Fachmann helfen.

Eigene Erfahrungen mit Aquantin

Mitte Juli 2014 haben mein Mann (78) und ich (69) gemeinsam und wie in der Packungsbeilage empfohlen mit der Einnahme von Aquantin begonnen. Wir leben beide im Wesentlichen vegetarisch und kurieren gesundheitliche Probleme naturheilkundlich, weitgehend ayurvedisch, wir haben diese Medikation – soweit indiziert – auch beibehalten.

Am dritten Tag der Aquantin-Einnahme hatte mein Mann leichten Durchfall, was sich aber rasch gab, und in den folgenden Tagen machte sich bei uns beiden eine signifikante Zunahme der Darmtätigkeit bemerkbar, der Darm schied deutlich mehr und häufiger aus. Das ist bis heute[123] (bei mir mit kleinen Schwankungen) so geblieben – bei meinem bis dato sehr defizitären Verdauungsfeuer und trägen Darm ein sehr beachtlicher Erfolg.

Wir haben beide das Gefühl, „mehr Wind unter den Flügeln zu haben", bei mir allerdings anfangs in Form eines „drives", d.h. Leistungsfähigkeit bei gelockertem Insichruhen, und bei uns beiden kurzzeitig auch mal in Form einer leichten Gereiztheit. Nach ca. 10 Tagen hatten sich diese Verschiebungen zwischen Kraft und innerer Ruhe aber wieder harmonisiert. Kraftschwankungen während des Tages, wie sie bei mir häufiger auftraten, sind kaum noch zu verzeichnen. Ich bin angenehm fit bei kontinuierlichem Energiefluss, was neu ist, denn ich hatte immer mit starken Energieschwankungen – wenn auch pensionierungsbedingt auf Komfort-Niveau – zu tun. Insbesondere morgens komme ich deutlich besser in Trab und auch tagsüber werden lästige Dinge jetzt ohne die typischen Unlustverzögerungen angepackt und

---

[123] Heute = Mai 2015

erledigt. Ich muss darauf achten, dass ich abends den Schlusspunkt finde!

In meine seit etwa dreißig Jahren bestehende und immer wieder schubweise auf- und ab flackernde Polyarthritis ist seit der Einnahme von Aquantin „Leben gekommen". Mal stach es hier, mal brannte es da, mal heulte der Ischias und schwächelte das Hüftgelenk. Heute ist mein Zustand signifikant gebessert.
Insbesondere im Iliosakral- und Beckenbereich, der am spätesten in Mitleidenschaft gezogenen Region, ist die Entzündung fast völlig zurückgegangen, sodass in meinen verkümmerten Golfschlag mittlerweile sogar wieder so etwas wie Schwung gekommen ist. Die Entzündung der Faszien im Becken- und Lendenbereich war so stark, dass ich wegen der Schmerzen keine diese Muskelpartien beanspruchenden Yoga-Asanas mehr machen konnte. Jetzt komme ich wieder schmerzfrei in den Schulterstand und beim Sonnengruß fiel mir unlängst auf, dass der Halux valgus am linken Zeh auch verschwunden ist. Das deutlichste Exempel des Wiederaufflackern alter Beschwerden hatte ich im April (2015) im rechten Daumen, der plötzlich so stark und schmerzhaft entzündet war wie seit zehn Jahren nicht mehr, kaum noch belastbar war und erstmals nur noch ruckweise gekrümmt werden konnte. Seit Anfang Mai, ca. einer Woche nach Beginn der jüngsten Aquantinpause, ist er wieder schmerzfrei, voll belastbar und uneingeschränkt bewegbar.

Sehr unterstützend hat sich bei der Heilung der polyarthritischen Beschwerden sicherlich auch ausgewirkt, dass ich das Aquantin mit zeitweise intensivem Einsatz der PowerTube[124] flankiert ha-

---

[124] Die von dem Schweizer Erfinder Frischknecht entwickelte **P**ower **T**ube ist ein Gerät der **TENS**-Gruppe: Sie arbeitet per **T**ranskutaner **E**lektrischer **N**erven-**S**timulation, d.h. sie generiert elektrische Impulse, die über die Haut das Nervensystem harmonisierend beeinflussen. Mit der TENS-Technik werden

be. PowerTube und Aquantin scheinen sich nach meiner Erfahrung vortrefflich zu ergänzen.
Bei meinem Mann, der eine deutlich robustere Konstitution hat als ich, ist die Entwicklung weniger spektakulär aber insofern doch bemerkenswert, als ich ihn im Gegensatz zu Diätmaßnahmen und Arzneigaben an die täglichen Aquantin-Einnahmen nicht erinnern muss – ich denke, das spricht für sich.

Zur Aquantin-Salbe, die ich seit August 2014 regelmäßig morgens und abends auf Gesicht und Dekolleté auftrage, lässt sich sagen: Meine uringepflegte Haut ist ohnehin in gutem Zustand. An meinen Falten habe ich bisher keine Veränderung festgestellt. Kleine Unreinheiten im Übergang von der Gesichtshaut zu

---

Schmerzen, Blockaden und Energiemängel behandelt. Sie unterbindet den Fluss der Schmerzinformation vom Ort des Geschehens zum Gehirn.
Die **PT** erzeugt nacheinander drei im Display als Step 1 – 3 angezeigte spezifische Grundfrequenzen, die durch ihr Zusammenspiel den ganzen Körper grundlegend harmonisieren. Bei diesem Vorgang kommt das Gesetz der Trilogie zur Anwendung wie es Viktor Schauberger beschreibt: Zwei Grundfrequenzen im Kilohertz-Bereich repräsentieren den energetischen *Gravitations*wirbel (Yang) und den energetischen *Levitations*wirbel (Ying), beide überhöhen sich im Zusammenspiel zu einer dritten Kraft, der im **PT**-Gerät eine Grundfrequenz im Megahertz-Bereich entspricht. Daraus resultieren Oberton-Reihen, die noch in weit höhere Bereiche hinein mitschwingen und neben dem therapeutischen Anwendungsbereich noch eine Vielzahl interessanterer Eigenschaften beleben. „In Unordnung geratenes" d.h., durch Fehlernährung, Schadstoffe, schädliche Strahlung u.a.m. pathogen verändertes Gewebe geht zunächst in den Entzündungszustand, als nächstes Stadium folgt die Infektion. Eine Gewebsentzündung entsteht durch die Zerstörung der natürlichen Anordnung der Moleküle im Gewebe, häufig auch äußerlich erkennbar durch eine Anschwellung des entzündeten Bereichs. Erst bei Hinzutreten einer biologischen Belastung (Bakterien, Viren, Parasiten) entsteht im entzündeten Gewebe eine Infektion. Die Schwingungen der **PT** reorganisieren die Körpergewebe. Dabei werden Schadstoffe und Parasiten für die Ausscheidung durch das Immunsystem "sichtbar gemacht". Mehr dazu können Sie nachlesen bei: B. Seiler, Power QuickZap, Der Strahl, der den Körper „entstaubt", Zeiten-Schrift 54/07, S. 22 ff.; Rolf Carson, Zukunftschance Gesundheit, S. 19 ff.

den Lippen, die beim Auftragen des Lippenstiftes gerne stören, sind jedoch verschwunden, ebenso eine bräunliche, knapp ein Cent große Hautanomalie im Dekolleté.

Die Lebensprozesse auf der Erde stehen im Spannungsfeld zweier Evolutionskräfte: der Vitalkraft und der Gravitation. Die Vitalkraft (photosynthetisch für uns assimilierbar gemachte Sonnenenergie) steuert die aus der Erde in die zunehmend feinstofflicheren Schichten transformierenden – levitativen – Verfeinerungsprozesse und die Gravitation die in die Erde zurückführenden Auflösungsprozesse.[125] Besonders anschaulich wird das z. B., wenn wir sterben, dann dissoziieren sich die in uns gebundene Vitalkraft und Gravitation: Das, was zur Vitalkraft gehört, "schwebt davon"[126] und das, was der Gravitation angehört, geht in die Erde. Bei Aquantin handelte es sich um – durch Umkehrung der Photosynthese gewonnene – wassergebundene "reine Vitalenergie" ohne stofflichen Niederschlag in der Flüssigkeit. Meine Erfahrungen bestätigen das, ich fühle mich seit der Einnahme leichter und alles geht leichter; ich muss sogar aufpassen, dass ich nicht "leichtsinnig" werde und abends die Abfahrzeiten der beiden Engelszüge verpasse (22 und 23 Uhr).

Aus eigener Erfahrung möchte ich hier noch einmal auf die Wichtigkeit des Pausierens hinweisen. Wenn stärkere Symptome auftreten, wie z.B. über Tage andauernde starke Müdigkeit oder Verstimmung, Durchfall, grippeähnliche Symptome, frühere oder neue Krankheitssymptome sollte man mit dem Aquantin einen oder auch ein, zwei Tage mehr aussetzen und dann mit zunächst einigen Tagen nur ½ grün (zwei bis drei statt fünf Tropfen) fort-

---

[125] Mehr, dazu und zur sog. "Gravitationsmetamorphose" bei Hacheney, Wilfried, Feuer – Geheimnis der Geburten; ders. Organische Physik, sowie unter www.wilfried-hacheney.de/op-fluessigkeitssysteme.phtml

[126] Je nach Entwicklung mehr oder minder „weit" im Sinne von Feinstofflichkeit und Überfeinstofflichkeit.

fahren. Auch sollte man unbedingt den Zweimonatsrhythmus einhalten. Ich habe das aus Unachtsamkeit unlängst verabsäumt und wunderte mich über meine enorme Antriebslosigkeit, unerklärlich schlechte Verdauung und semidepressive Verstimmung. Ich habe dann nachgezählt und festgestellt, dass ich schon drei Wochen über der Zeit mit der vierwöchige Angleichungsphase war. Nach schleunigem Beginn der Aquantin-Pause normalisierte sich mein Befinden binnen drei Tagen fast vollständig.

Um etwas sinnfällig zu machen, lässt man gerne Blumen sprechen. Das wollen auch wir am Ende dieses Kapitels tun mit einem Auszug aus meinem Aquantin-Protokoll vom 26.7.2014:

Heute gab es ein kleines Wunder! Ich habe eine rote Sundaville auf dem Balkon, von der ich immer ein paar Blüten in die Vase gebe, leider halten sie sich nicht lange. Die Sundaville hat einen roten, fünfzipfligen Kelch und ist sehr empfindlich. Heute Morgen war eine Blüte schon so stark verwelkt, dass ich sie im ersten Impuls in den Mülleimer entsorgen wollte. Dann kam mir die Idee, die letzten Tropfen aus meinem Aquantin-Glas (Mischung 5 Tropfen auf 250 ml Lauretana) in den Blütenkelch zu geben. Eineinhalb Stunden später hatten sich der untere und der mittlere Teil des Blütenkelches schon wieder voll erholt, nur das schon sehr in Mitleidenschaft gezogene, bereits leicht bläulich verfärbte sehr zarte Blütengewebe an den Kelchrandspitzen war noch etwas schlaff. Ich dachte, es sei wohl schon irreparabel geschädigt gewesen, gab aber nochmal zwei Tropfen in den Kelch. Zwei Stunden später waren auch diese Stellen voll regeneriert! Die Blüte hielt sich in diesem Zustand 24 Stunden, dann löste sie sich vom Stengel.

Das kleine Wunder haben wir auf dem Buchdeckel[127] abgebildet: Ein Tag Blütenleben durch eine „homöopathische Dosis“ Aquantin.

Ich sehe darin die sinnfällige Bestätigung der Aussage Herrn Bergers auf seiner Aquantin-DVD, dass Tiere und Pflanzen auf Aquantin sehr viel unmittelbarer als Menschen reagierten, weil sie frei sind von mentalen Konzepten und Blockaden.

Wenn das Aquantin hält, was die Blüte und die Erfahrungsberichte versprechen, dann hat Herr Berger – zu-fällig – das märchenhafte Wasser des Lebens[128] gefunden.

Und noch eine Assoziation steigt auf bei der Befassung mit den lebensfördernden biophysikalischen Eigenschaften des Aquantins und des EZ-Wassers:
1. Mose, Kapitel 9, Vers 13: *„Meinen Bogen habe ich in die Wolken gesetzt; der soll das Zeichen sein des Bundes zwischen mir und der Erde.“*
Was ist der Regenbogen anderes als im Wasser der Atmosphäre sichtbar gewordenes Licht – war das ein Hinweis auf den Motor der Schöpfung: Wasser und Licht?[129]

---

[127] Linkes Bild: Ausgangszustand (Foto einer vergleichbar verblühten – eher noch etwas vitaleren – Blüte. Da ich keinen sichtbaren Erfolg erwartet hatte, hatte ich vom Ausgangszustand der „behandelten“ Blüte leider kein Foto gemacht). Rechtes Bild: Zustand der „behandelten“ Blüte zwei Stunden nach den Aquantin-Gaben.

[128] Ein Anlass, einmal wieder das gleichnamige Märchen der Gebrüder Grimm zu lesen!

[129] Mit dem Fingerzeig Gottes auf den Regenbogen war sein Versprechen verknüpft, dass er die Erde nicht noch einmal zerstören werde. Sind es diesmal wir, die tabula rasa machen werden – oder lernen wir beizeiten, den Motor der Schöpfung einzusetzen und das Ruder herumzureißen?

Schlussbemerkungen

Nun ist Ihr Do-it-yourself-Packet fertig geschnürt – öffnen und auspacken müssen Sie es selber! Gehen Sie dabei einfühlsam vor und hören Sie auf Ihren Körper. Weniger, regelmäßig genommen, ist immer mehr als viel, sporadisch! Und geben Sie sich und der Sache Zeit. Die Zeit und Urin heilen alle Wunden. Lassen Sie sich von vermeintlichen Rückschlägen nicht entmutigen. Wenn ein Naturheilmittel greift, kommt es nicht selten zu einer Heilreaktion, einem deutlichen Aufflackern der entsprechenden Krankheitssymptome. Das sollte allerdings nicht länger als zwei, drei Tage anhalten. Dauert es länger, sollten Sie einen Therapeuten konsultieren.

Zu allen Therapievorschlägen wiederholen wir unseren Hinweis:
Wer ernsthaft erkrankt ist, sollte immer Begleitung durch einen naturheilkundigen, mit der Urintherapie und/oder den anderen in diesem Buch vorgestellten Mitteln vertrauten oder ihnen zumindest nicht ablehnend gegenüber stehenden Therapeuten suchen! Auch wenn Sie nicht ernsthaft krank sind, kann dies zu Beginn der Urintherapie hilfreich sein, um sich ein gutes Verständnis von der Wirkweise der Therapie in Ihrem Körper zu erwerben und die Motivation zu unterstützen.

Über einen Urintherapeuten in Ihrer Nähe informiert Sie die:
Deutsche Gesellschaft für Harntherapie
Steinacker 6b
35394 Gießen
Tel.: 0641-49 36 45
e-mail: info@harntherapie.de
www.harntherapie.de

Literaturverzeichnis

Abele, Johann, Die Eigenharnbehandlung, Erfahrungen und Beobachtungen, K.F. Haug Verlag, Heidelberg, 10. Aufl., 1995

Becker, Robert O. **Selden**, Gary, Körper-Elektrizität, St. Gallen, 1999

Becker, Robert O. Heilkraft und Gefahren der Elektrizität, Scherz Verlag, München, 1993

Buchholz, Arnold, Die Russische Lehre vom Altern, Eastern Europe, 01/1953

Carson, Rolf, Zukunftschance Gesundheit, ISBN 978-3-932346-58-3

Celente, Gerald, Trends 2000, How to Prepare for and Profit from the Changes of the 21st Century, Warner Books, New York, January 1998

Christy, Martha M. Selbstheilung mit Urin, Ennsthaler Verlag, Steyr, 2. Aufl. 2005

Engler, Ivan, Wasser - Polaritätsphänomen, Informationsträger, Lebens-Heilmittel, Dt. Spurbuchverlag, Baunach, 2. Aufl. 2000

van der Kroon, Coen, Die goldene Fontäne, Vgs-Verlagsgesellschaft, Köln, 10. Aufl. 1996

Hacheney, Wilfried, Wasser – Ein Gast der Erde, Michaels Verlag, Peiting, 3. Aufl. 2005

Hacheney, Wilfried, Wasser – Wesen zweier Welten, Michaels Verlag, Peiting, 2003

Hacheney, Wilfried, Feuer – Geheimnis der Geburten, Michaels Verlag, Peiting, 2005

Hacheney, Wilfried, Organische Physik, Michaels Verlag, Peiting, 2001

Hasler, Ulrich Erwin, Die Apotheke in uns, Behandlung mit Eigenharn – eine bewährte Naturheilmethode, K.F. Haug-Verlag, Heidelberg, 1994

Hecht, Karl, **Hecht-Savoley**, Elena, Naturmineralien, Regulation und Gesundheit, Schibri Verlag, Berlin / Strasburg, 2005

Hecht, Karl, **Hecht-Savoley**, Elena, Klinoptilolith-Zeolith, Siliziummineralien und Gesundheit, Spurbuchverlag, Baunach, 1. Aufl. 2008

Hellemann, Silvio, MMS oder: Probieren geht über Studieren, Synergia-Verlag, Darmstadt, 4. Aufl. 2014

Humble, Jim, MMS Der Durchbruch: Ein einfaches Mineralpräparat wirkt wahre Wunder bei Malaria, Aids und vielen anderen Krankheiten, Verlag Mobiwell, 6. Aufl. 2009

Humble, Jim, MMS2: Ein Neues Mittel und eine erweiterte Vision, Magazin Nexus, Ausgabe 25, Okt.-Nov. 2009, S. 60 ff.

Karstädt, U. **Vogt**, M. Die Säure des Lebens, TAS-Verlag, London

Kluge, Heidelore, Quelle der Selbstheilung, Urin-Therapie, Orlanda Frauenverlag GmbH, Berlin, 2008

Koehof, Leo, MMS-Krankheiten einfach heilen, Jim Humble-Verlag, 2. Aufl. 2011

Koehof, Leo, MMS Gold: Das neue Lebensmineral, Jim Humble Verlag 2012

Mach, W. J. **Mach**, Ch. Versuch der chromatographischen Isolierung einer endokrin hoch wirksamen kolloiden Fraktion aus wässrigen Gewebsextrakten, Colloid & Polymer Science, Vol. 163, N° 1, März 1959

Malachow, Gennadi, Urin-Therapie, Verlag Phönix, 1999

Moritz, Andreas, Die Wundersame Leber- & Gallenreinigung, Voxverlag, Bad Lausick, 2. Aufl. 2009

Pischinger, Alfred, Das System der Grundregulation, K.F. Haug Verlag, Stuttgart, 10. Aufl. 2004

Pollack, Gerald H. Wasser – Viel mehr als H_2O,VAK Verlag, Kirchzarten 2014

Popp, Fritz-Albert, Biophotonen – Neue Horizonte der Medizin, K.F. Haug Verlag, Stuttgart, 3. Aufl. 2006

Meijer, Mikel M.G. Hrsg. Urifun Project, Amsterdam 1999, Programmheft der Zweiten Weltkonferenz über Urintherapie

Resch / Gutmann, Wissenschaftliche Grundlagen des Wassers als Informationsträger, in: Ivan Engler, Wasser – Polaritätsphänomen, Informationsträger, Lebens-Heilmittel, 2. Aufl. 1999, Seite 193 ff.

Traczinski, Christa, Energie erleben – Mehr Wohlbefinden durch Energytools, Verlag Ullstein, Berlin 2001.

Ulmer, G. A. Wirksame Selbsthilfe bei Übersäuerung, Viren, Bakterien und Parasiten

Wirth, Wolfgang, Mit Aloe heilen, Ennsthaler Verlag, Speyr, 17. Aufl. 2004

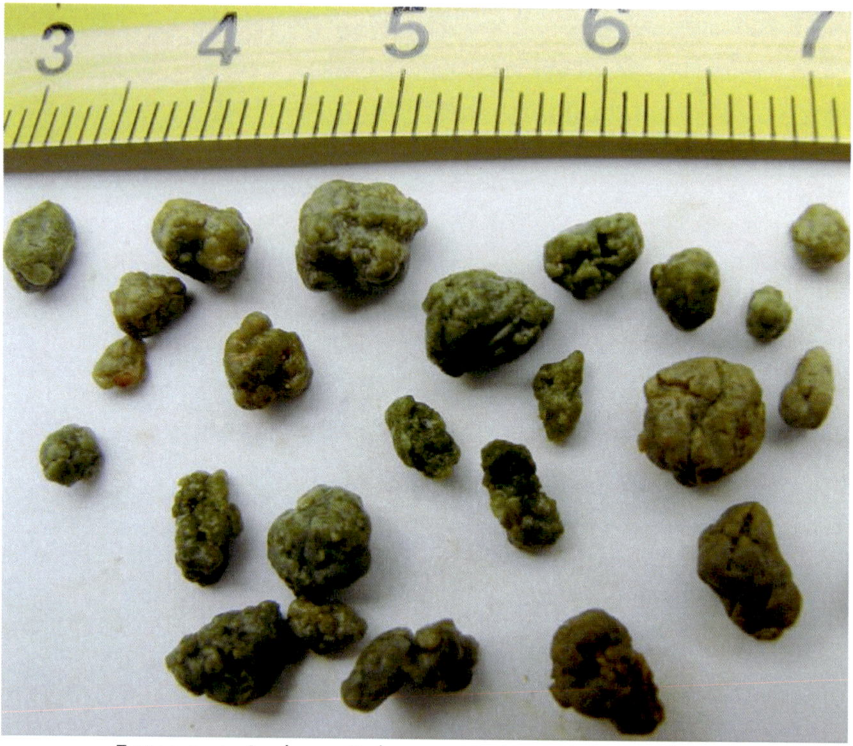

Fotos aus: Andreas Rebmann, Leberreinigungsfotos, www.spirituelle.info/Leberreinigung.pdf

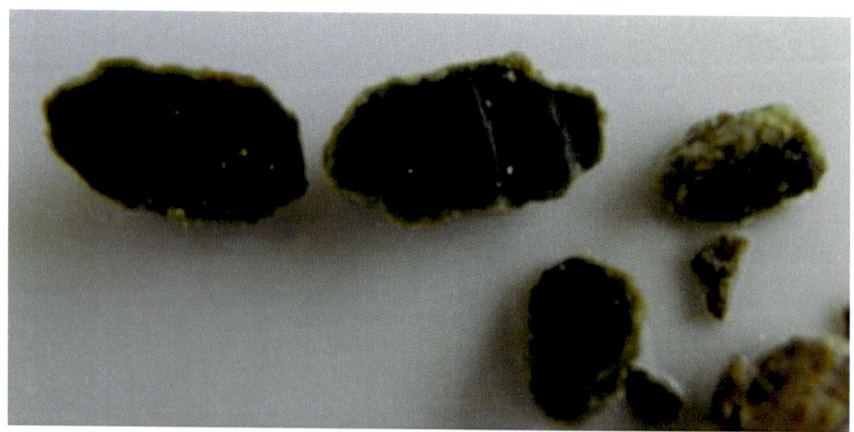

Leichtgläubige:

Das sind die,

deren Ansichten über die Welt, das Universum
und den Platz des Menschen darin

nur von sehr einfachen Leuten

und den intelligentesten und fortschrittlichsten
Mathematikern und Physikern

geteilt werden.

(Terry Pratchett † 12.03.2015)